新潮新書

帚木蓬生
HAHAKIGI Housei

ギャンブル脳

1074

新潮社

はじめに

二〇二一年に厚生労働省は、わが国のギャンブル症の有病率が二・二パーセントと発表しました。男女別では男三・七、女〇・七パーセントです。二・二パーセントを人口換算すると百九十六万人になります。

つまり日本には、およそ二百万人のギャンブル症者がいる計算になります。私には馴染みの福岡市の人口が百六十万人なので、二百万人といえば、福岡市の住民すべてをギャンブル症と考えても、それでは追いつかない数字です。

ここで見過ごしてならないのは、ギャンブル症が周囲に及ぼす悪影響です。その悪影響をモロにかぶるのが家族です。両親はだまされて傷つきます。借金の尻ぬぐいで、親のささやかな財産もあっという間に消えてしまいます。兄弟姉妹も借金されて、踏み倒しです。本人が結婚して家庭がある場合は、配偶者と子供が大きな影響を受けます。配偶者も朝から晩まで嘘をつかれ、財布から金を抜き取られ、何度も何度も裏切られ、最後にはうつ病になるのも稀ではありません。

夫婦仲が悪くなるのは当然で、家の中では口喧嘩が絶えません。それを終始眺めて育つ子供は、いわゆるアダルト・チャイルドになります。いつも波風が立ち、心を落ちつけられない家庭で育つと、素直に自分の心を両親に伝えられず、絶えず親の顔色を窺うビクビクした子供になってしまうのです。大人になってからも、生き辛さをかかえた、容易に傷つきやすい傾向が残ります。

それだけでなく、気分が不安定なギャンブル症の親から、怒られたり、ののしられたりします。食事も与えられなかったり、育児放棄まで起きます。これは児童虐待です。

今でも時折報道される、車への幼児の置き去りも児童虐待のひとつでしょう。ほんのちょっとの間のパチンコ・パチスロと思った親が、時間を忘れてギャンブルに興じている間に、車内に残された子供は熱中症で死に至ります。

子供すら、ギャンブル症の親に家族内窃盗にあうと言えば、大ていの読者は驚くかもしれません。正月にお年玉を貰った子供の財布を狙うのが、ギャンブル症の親です。中味の千円札や万札を抜きます。あるギャンブル症の患者さんが、いつものように息子の財布からお金を盗んでいたら、ある日の財布の中は空っぽで、「とるなバカ」と書いたメモ紙がはいっていたそうです。

ギャンブル症に借金はつきものですから、借金が膨れ上がったギャンブル症者は、いともたやすく違法行為に走ります。勤務先での横領や着服、詐欺、同僚からの窃盗、ついには闇バイトに応じて殺人まで犯します。私たちに耳新しい大事件は、米大リーグ大谷翔平選手の元通訳が犯した銀行詐欺です。違法なスポーツ賭博にのめり込み、勝ちは二百十八億円、負けは二百八十億円で、六十二億を失い、大谷選手の銀行口座から二十六億円をだまし取ったのです。まさしくギャンブル脳の典型例です。大谷選手の苦悩にも人知れないものがあったでしょう。

このようにギャンブル症の悪影響は、本人の人生をだめにするのみならず、周囲も大いに苦しめるのです。日本に二百万人のギャンブル症者がいれば、その悪影響は少なくともその五倍の一千万人に及んでいると言えます。

つまりギャンブル症は、日本の国民病なのです。にもかかわらず、国民にも政府にも危機感がありません。どこか対岸の火事みたいな無関心が、国中を支配しています。

本書では、そうした国民病になっているギャンブル症の脳について詳しく論じます。他の薬物依存やアルコール依存と違って、ギャンブル症の脳には、外部からの薬物ははいってきません。にもかかわらず、その依存の度合、嗜癖の強度は、薬物依存や危険ドラッグ、アルコール依存よりも強いのです。

これは脳自体が、ギャンブルという、強烈な刺激を伴う反復行為によって変化してしまうからです。外部から化学物質が脳にはいってくるのであれば、その物質の脳への侵入を断つことで、脳は復元します。もちろん、脳の奥底ではその物質を渇望しながらの復元です。

しかし行為の反復によって形成された脳は、そう簡単には元通りにはなりません。脳内に強力なギャンブル症という回路が、色濃く刻み込まれるのです。言うなれば内部崩壊であり、その回路を色薄くするには大きな困難が伴います。反復行為をやめるだけでは、回路は薄くなりません。こうした意味で、ギャンブル症は実に根深い、厄介な病気なのです。

本書では、大谷選手の元通訳のようなギャンブル症者の脳の中でどんな変化が生じているかを、第一章で詳しく述べます。反復行為によって、脳内の化学伝達物質に大きな変化がもたらされている事実を明らかにします。自分の人生が破滅するまでやめられないギャンブル脳の恐ろしさに身震いするはずです。

第二章では、誰でもギャンブル症になりうる、という前提に立ったうえで、それでもなりやすい人とそうでない人の差があるので、その違いに言及します。

第三章では、ギャンブル症によってもたらされる周囲への悪影響を、より細かく探っていきます。ギャンブル脳ひとつによって、その家族は大打撃を受けるのです。

第四章では、有病率二・二パーセントという世界に冠たるわが国の現状が、どこに由来しているのかを明らかにします。そこには、わが国独特のギャンブルを推奨する風土ができあがっています。つまり第二次世界大戦後、日本の政府はギャンブルを取り締まるどころか、煽動し続けているのです。

第五章では、日本人がギャンブルを悪だと見ない寛容性について述べます。この寛容さを逆手に取って、公営ギャンブルはオンライン化を浸透させ、若者を誘い込んでいます。ギャンブル脳を増やしているのです。

ところがいったんギャンブル脳になるともう元通りにはなりません。脳腫瘍と同じで、放置によって重症化します。しかしそれでも、ギャンブル症は治療によって回復可能です。完治とまではいかなくてもリカバリーは可能です。最後の第六章で、その治療の詳細と、回復したギャンブル症者たちの実像を述べます。その回復した姿に胸打たれるはずです。

どうか本書を一読して、日本の不都合な真実、つまり日本で置き去りにされているギャンブル症の全容を理解してもらえれば、ギャンブル症を追究して三十五年以上になる私にとって大きな喜びになります。

ギャンブル脳……目次

第二章　ギャンブル症になりやすい人、なった人

一種の生活習慣病
子供のときにカンシャク持ちだった
興奮を求めやすい人
新奇なものに惹かれる人
負けず嫌いな人
内向きの性格
誉められたことがない人
ギャンブルに対する過剰な期待
自己過信
迷信じみた信じ込み
長い目で勝負を見ることができない
嘘と借金
妄想じみた二つの思考
「三ザル」状態と「三だけ」主義

第一章　ギャンブル脳の正体

ギャンブル症とは

本書では、通常使われているギャンブル依存症という用語の代わりに、「ギャンブル症」という言葉を使います。

一九八〇年にギャンブル症が初めて精神科の疾患として登場したときは、pathological gambling 病的賭博と言われていました。その後これは gambling disorder ギャンブル障害という呼称に変わりました。

しかし数年前から「障害」という言い方も、日本では使わないようになり、代わりに「症」を用いるようになっています。例えば「気分障害」ではなく「気分症」です。

一九八〇年以前は compulsive gambling という用語が使われていました。つまり強迫的ギャンブルです。ギャンブルをやめたくてもやめられないという、強迫症状からの類推でそう呼ばれていたのです。この用語は、今もギャンブル症の自助グループであるギヤンブラーズ・アノニマス（GA）で、まだ生きています。

一方、一般に流布している「ギャンブル依存症」については、精神科領域では使わない傾向にあります。というのも、「依存」（dependence）という用語自体が「嗜癖」（addiction）に取って代わられたからです。「依存」は睡眠薬依存というように、それに頼らないといられない状態を指します。この傾向が強くなって、他人の睡眠薬まで盗んだりするようになると、「嗜癖」になります。

「依存」か「嗜癖」かの論争は、一九八〇年刊行の『精神疾患の診断と統計マニュアル第Ⅲ版』（ＤＳＭ－Ⅲ）の際にも、米国の専門家の間で論争があったのです。「嗜癖addiction」には悪い語感が伴うという理由で、より穏便な「依存dependence」がわずか一票差で採択された経緯があります。

しかし今では各地で「アディクション・フォーラム」が開かれるようになり、嗜癖も市民権を得たと言えます。ギャンブル症は、依存というより嗜癖という捉え方が、今日の精神科では普及しています。

とはいっても、メディアでは従来の「ギャンブル依存症」という用語が普及しているので、その慣行は今後も続くでしょう。

ギャンブル症の脳内化学伝達物質

脳内化学伝達物質には、大きく分けて四種類あります。大まかに言えばセロトニン、ノルエピネフリン、ドーパミン、オピオイドです。セロトニンは衝動の制御、ノルエピネフリンは覚醒と興奮、ドーパミンは報酬系の制御と行動の維持、オピオイドは、覚醒剤と同様に、覚醒の維持に関与しています。

ギャンブルという特異な行為の反復によって、ギャンブル症者の脳内化学伝達物質は大きく均衡が崩れます。これはギャンブル症者の髄液や尿の検査で判明しました。

まずセロトニンの低下がみられ、衝動にブレーキがかかりにくくなります。ほんの少しのギャンブルの刺激で、脳のタガがはずれてしまうのです。例えば、テレビのＣＭで競艇の映像と音が流れると、競艇のギャンブル衝動が奔流のように脳内を駆け巡ります。

パチンコ・パチスロ店の液晶広告を目にしても同様に、運転している車はもういつの間にかパチンコ・パチスロ店の駐車場にはいっています。知らない間に、両腕の筋肉に脳が指令を出していたのです。

反対にノルエピネフリンとオピオイドは増加しています。覚醒と興奮の度合いが強くなり、脳はゆっくり休んでいられません。常に興奮と刺激の材料を見つけるために、キョロキョロあたりを窺っている状態です。テレビのCMで馬が疾走する場面が流れるともういけません。ギャンブル欲求は急激に高まり、オンラインで競馬のサイトに突入です。

このときノルエピネフリンは行為を維持する役目もしているので、いったん引き起こされた行為は止めにくくなり、いわば行け行けドンドンになってしまうのです。

さらに極めつきは、ドーパミンの過剰です。

ドーパミンまみれの脳

ドーパミンの役割は大きく三つに分類されます。第一に新奇探究性、第二に意志決定、第三に脳内報酬系です。この作用がドーパミンの過剰によって、ギャンブル症者の行動を著しく変化させます。

まず新奇探究性の亢進です。新しいものの追求や探究の向上は、発明の才能に結びつくと思うかもしれません。しかし、発明には長い準備期間が必要で、ドーパミンが今増えたからといって新しい製品の考案には結びつきません。

このドーパミンの新奇探究性をうまく利用していると感心させられるのが、パチンコ・パチスロ店の宣伝です。「新台入替」の文字が、テレビのＣＭやチラシ、のぼり、液晶広告によく使われています。普通の人だったら気にも留めません。しかしギャンブル症者は違います。「おっ新台か、やってみよう」と思ってしまうのです。

ドーパミンはまた、人が行動を起こす際の第一段階に深く関与しています。

私たちの行動は三つの段階で成り立っています。第一が行動の種類の評価と選択、つまり行動の順位づけです。第二は選択と実行で、これにはノルエピネフリンが関与しています。第三はセロトニンによる行動の結果の最終評価です。

このうち第一段階の行動の選択で、ドーパミン過剰が判断を狂わせます。何か刺激のあるもの、脳が興奮しやすいような行動を最上位に選ぶのです。刺激のない平凡で静かな行動など後回しです。

次の選択と実行では、ノルエピネフリンの上昇によって、いったん選ばれた行動が、生真面目に順守され、実行に移されます。この流れはノルエピネフリン過剰によって、なかなか変更されません。いわば墨守の状態です。

最後に位置する、行動して生じた結果の評価は、セロトニンの減少によっていい加減なものになってしまいます。ギャンブル行為による損失も他人事になって、深い反省は起こりません。懲り懲りした気分とは無縁なので、その後も同じ行動が繰り返されるのです。

ドーパミンの第三の役割は報酬系の支配です。何か行動を起こすとき、ヒトの脳は何らかの報酬を期待します。報酬系の脳内回路のひとつが衝動的神経回路です。扁桃核にあり、今すぐの短期の報酬を司っています。

もうひとつは思慮的皮質回路で、担っている脳の部位は前頭葉です。

通常はこの二つの回路が調和を保ちながら機能しています。受験勉強を例にとると、目標の大学に入学するために、日々こつこつ勉強するのは二、三年後の報酬を期待している遠隔報酬系が働いています。一方で明日の試験で十番以内の成績をとれば、五千円貰えるとなると、そこには近接報酬系が作用しています。この二つをうまく利用すれば、希望の大学への合格も間違いないでしょう。

世の中には「一万時間の法則」というものがあります。一週間に二十一時間、十年続けて学習すると、その学習分野で一流の人になれるという法則です。一週間で二十一時間ですから、一日に三時間です。これは十年でおよそ一万時間になります。

英語でも、一日三時間の学習に励めば、十年後には通訳も夢ではなくなるはずです。これこそ、遠隔報酬系の典型です。

ドーパミンの過剰はこの二つの報酬系の均衡を歪め、遠隔報酬系が近接報酬系によって「ハイジャック」されてしまいます。脳内から遠隔報酬系が消え、近接報酬系が大手を振って歩くようになります。

こうなるともう、今すぐの報酬が欲しくて行動するしかありません。一万時間の法則など馬鹿馬鹿しく、遠い先の報酬など眼中にありません。

以上をまとめると、脳内の化学伝達物質の変化によって、ギャンブル症者の行動特徴は次の四つに絞られます。

①遠い将来の損失が見込まれても、近い将来の利益を求める。
②刺激を追求して、よりリスクのある選択肢を選ぶ。
③結果の重大性と実現性を適切に評価できない。

④予想と結果の誤差に関係なく、より刺激のある行動に固執する。

論語には「人無遠慮　必有近憂」（衛霊公）と記されています。「人は遠きを慮り無ければ、必ず近き憂い有り」という意味でしょう。ギャンブル脳はまさにこの好例です。

パーキンソン病の患者の豹変

今世紀の初頭、神経内科の医師からの症例報告によって明らかになったのが、ドーパミン過剰とギャンブルとの密接なつながりです。

パーキンソン病は、脳内の黒質といわれる部位が減少して、ドーパミン産生が枯渇する病気です。治療にはドーパミンを増やすために、ドーパミンの先駆物質や類似の作用をする物質を投与します。

ところが患者は、症状を早く改善しようとして、主治医が処方した以上の量を服用しがちです。そうすると脳内にドーパミンが過剰に増えてしまいます。

このドーパミン過剰状態によって、患者の行動が豹変したのです。驚いたのは家族と主治医です。それまでギャンブルには全く無縁だった患者が、杖をついて近くのパチンコ・パチスロ店に通い出すという現象が出現したのです。

不自由な足取りでパチンコ・パチスロ店まで歩いて行き、ギャンブルに興じるのですから、周囲が腰を抜かすのも無理はありません。

慌てた主治医が、処方通りに薬を服用するように指導すると、ギャンブル行為は下火になって、もうパチンコ・パチスロ店には見向きもしなくなります。

これらの症例報告は、ギャンブル症者のドーパミンまみれを示唆する貴重な証拠となっています。

ギャンブル症者の脳画像

この十数年で、脳内の伝達物質の変化は、さまざまな手法を用いて、画像化できるようになりました。画像を見ながら、被験者にいろんな刺激を与えて変化を調べるのです。例えばギャンブル症者には、パチンコ・パチスロで当たった瞬間の動画を見せて、変化を確かめます。通常の人であれば、そんな動画や音ではたいして驚きませんが、ギャンブル症者ではそうはいきません。

こうして確認されたのが次のような事実です。

①何も刺激を与えない休止状態の脳でも、ギャンブル症者では、報酬と価値観、衝動

性を担っている部位でいつも活動性が高まっている。

②多少待っていればより大きい報酬が得られるにもかかわらず、小さくてもすぐの報酬を望む。逆に今すぐ入手できない価値は軽視する。

③報酬と損失の感覚が低下している。

この最後の点は注目に値します。多少の勝ちではさして興奮せず、大損をしても屁の河童の脳になってしまっているのです。

通常であれば、競馬で千円が一万円にでもなれば欣喜雀躍するところを、ギャンブル症者はさして喜びません。ナーンダ一万円かです。私ならパチンコ・パチスロで三万円もすってしまうと、首でも吊ろうかという気になります。しかしギャンブル症者には蛙の面に小便なのです。

勝ちに鈍感になるため、興奮を得ようとして、ギャンブル症者は、次第に多額のお金を、しかもリスクの高い方に賭ける傾向がどんどん強くなっていきます。

逆に百万円損しようが、大して胸に響きません。もうギャンブルは金輪際やらないという心境にもならないのです。

変化した脳は元には戻らない

こうした脳の変化は、長年にわたる反復行為によって、次第に恒久のものになっていきます。この点が、他の薬物依存と異なることは前に述べました。脳の中で完成したこの神経回路は、もはや脳に手を突き込んで変えるわけにもいかず、元に戻す薬も存在しません。

この状態を、米国のある学者は次のように表現しました。

——Once your brain becomes a pickle, it can never become a cucumber again.

いったんピクルスになった脳は、決して二度とキュウリには戻らない。

私はこれをもじって患者さんには、「いったんタクアンになった脳は、二度と大根には戻らない」と言い続けてきました。この言葉によって、ギャンブル症の恐ろしさと根深さが想像できるはずです。

ギャンブル症とＡＤＨＤ（注意欠如多動症）

主な神経発達症としてはＡＤＨＤとＡＳＤ（自閉スペクトラム症）があります。近年の研究で、ギャンブル症とこの二つの神経発達症の関連が明らかになりました。

ＡＳＤは平たくいえば自閉症のことで、他者とのコミュニケーションを苦手としています。自分の立場からものを見るのは得意ですが、他人の立場に立ってものを考えるのは大いに苦手です。部分的なことを見るのは得意であっても、広い視野でものを見たり考えたりするのは不得手です。

ですからＡＳＤの患者さんは、上司から「今日の午前中は暇だから適当に過ごしてくれ」と言われると、はたと困惑します。「適当」が脳に響かないのです。普通なら「はい分かりました。適当にやります」と答えて、机の上を片付けたり、引出しの整理をしたりして適当に時間をつぶします。

ＡＳＤの人はそうはいきません。「適当」と言われるよりも、九時から十時はアレ、十時から十一時はソレ、十一時から十二時まではコレ、と指示されたほうがすんなり行動できます。

米国の研究では、ギャンブル症の二五パーセントにＡＤＨＤが合併しているとされています。実に四分の一です。米国ではずっと以前から、ギャンブル症者の脳波はＡＤＨＤの脳波に類似していると指摘されていたので、この合併率には納得させられます。

日本での調査では、ＡＤＨＤの合併率は二一パーセントですから似たような数字です。これにＡＳＤを加えると三五パーセントにもなるといいます。ギャンブル症者の実に三分の一に、神経発達症が合併していると考えられます。

ＡＤＨＤの人は、小中学生時代の通知表の生活欄の評価を見ると判別できます。「落ち着きがない」と、ほぼ全員が記されていたはずです。あるいは「最後までやり遂げられない」という評価もあるかもしれません。

つまり、短時間や短期間ですむものなら成果を出せる反面、根気や努力を要することは苦手です。

ところがです。ＡＤＨＤの人はギャンブルなら集中力が持続します。何年も最後までやりとおせなかった人が、ギャンブルになると金が尽きるまでトコトンやり続けてしまうのです。

考えてみると、ギャンブルの局面というのは次々と変化していきます。同じ局面が長時間動かずに続いていることは稀です。パチンコ・パチスロでも、一回毎に局面は変化して、倦きません。競馬や競艇でも、一レース毎に賭ける対象は変わります。スポーツ振興くじに至っても、一発勝負です。長い集中力は必要でないため、ＡＤＨＤの人には最適なのかもしれません。

またポーカー以外は、相手の立場になって考える必要がなく、大方のギャンブルはこちらの視点のみで対処できます。さらに全体像など見えなくても、ギャンブルの対象だけを視野に入れておけばすみます。一点集中でいいので、ＡＳＤの人も難なくギャンブルに打ち込めます。むしろそのほうが得意な行為に相当するのかもしれません。

ギャンブル症とアルコール依存症

神経発達症の合併と同じくらいの比率で、ギャンブル症にはアルコール依存症が合併します。かつて私が勤務していた北九州市の八幡厚生病院での調査では、ギャンブル症の三割にアルコール依存症が合併していました。逆にアルコール依存症の一割五分にギャンブル症が合併していたので、この二つは密接なつながりがあると考えていいでしょう。

米国の調査では、ギャンブル症にアルコール依存症が合併すると、ＤＶ（家庭内暴力）の頻度が通常よりも五十倍に増えるという結果が出ています。

アルコール依存症を合併したギャンブル症者が家の中にいると、家庭は戦場の惨状を呈しているのが想像できます。

ギャンブル症とうつ病

ギャンブル症にはうつ病も高頻度に合併します。かつて私の診療所で、ギャンブル症の新患百人を二回調査した結果では、およそ二割にうつ病が合併していました。欧米の調査でも、うつ病の合併率は一割から五割と看過できない数字になっています。

ギャンブル症者は、借金まみれで生活が追い詰められ、周囲からは非難され、友人もいない孤立した日々を過ごしています。うつ病にならない方が不思議なくらいです。

一方でうつ病に陥ると、自ら気分を持ち上げようとしてギャンブルに走りやすくなります。ギャンブルで勝てば、気分が高揚するからです。一種の自己治療と考えていいのかもしれません。しかし確率と実績からいって、勝つのは稀で、大ていは負け、うつ病がひどくなる悪循環が繰り返されるのです。

ギャンブル症と自殺

ギャンブル症者の大半は、自殺を考えたことがあるはずです。しかし本当に自殺する人は幸い稀です。

とはいえ、「死にたい」と口に出すギャンブル症者は稀ではありません。私の患者さんで、親にも言えない借金がかさみ、行方をくらました人がいました。これは遁走といい、ギャンブル症ではよく見られます。

その患者さんは、踏切の警笛が鳴る所で父親に電話をし、「今から飛び込むから」と伝えたのです。腰を抜かしたのは父親で、「死ぬのだけはやめろ。何とかするから帰って来い」と言ったのです。帰宅したその息子は、尾羽打ち枯らした哀れな格好になっていました。

親との話し合いで、借金の尻拭いが提示されたのは当然です。しかしこの借金の肩代わりほど恐しいものはないのです。これについては詳しくあとの章で取り上げます。

自殺に至るギャンブル症者があるとすれば、アルコール依存症が合併している場合が考えられます。アルコール依存症そのものに、うつ病さらには自殺も重なりやすいので、当然なのかもしれません。

これは私自身の意地悪な想像ですが、ギャンブル症者の自殺が稀なのは、あの世にギャンブルがないからではないかと思っています。そのくらいギャンブル症者はギャンブル欲求が強いのです。

とはいえ一例だけ、自殺に至った症例の鑑定を頼まれたことがあります。この人はパチンコ・パチスロの他に競輪や競艇、最後には競馬が主なギャンブルになっていました。その間、三十六人の同僚や知人から総額七千六百万円の借金をし、さらに四つの銀行から合計一千万円の借入れをしていました。最後には職場から七千万円の横領をして、某精神科診療所を受診させられました。そのときの診断は抑うつ状態とパニック症でした。しかし直後に症状観察のため入院加療を勧められて、某精神科病院に入院になりました。

入院時の診断は、うつ病とギャンブル症だったにもかかわらず、主治医が幻聴と妄想があると判断して、病名は統合失調症に変更されています。「妻が怒った声や子供の泣く声が聞こえる」「監視されている」「追いかけられている気がする」と発言していたからでしょう。

私に言わせれば、これはギャンブル症の禁断症状つまり離脱症状です。私自身が治療したギャンブル症の患者さんは、入院直後の興奮がひどかったので、保護室にはいってもらいました。数日間は、自分が競馬場にいる錯覚に陥り、しきりに馬の名前を叫んでいました。

鑑定例は二ヵ月の入院治療で、自殺願望が消失したと判断されて退院しました。退院時の診断名はやはり統合失調症です。九ヵ月通院する間に処方薬は次第に増え、三種類の睡眠薬、四種類の抗精神病薬、一種類の抗不安薬が出されるようになっています。しかしそれでも競馬には行っていました。最終受診から四日後、実家の自室のベッドで心肺停止状態になっていたのを、母親が発見したのです。

検死の結果、処方された各種の向精神薬が検出され、その濃度はいずれも中毒域か致死量に達していました。おそらく自殺目的で大量服薬をしたと考えられ、鑑定書にはその旨を記載しました。

欧米の調査では、ギャンブル症者は生涯のうちで約六割が、何らかの精神科疾患の合併を持つとされています。ギャンブル症者に合併症はつきものだと考えるべきです。

ギャンブル症の遺伝的傾向

私がギャンブル症の新患百名を調べた結果では、親と同胞に多かったのはうつ病とギャンブル症で、二つとも一割程度でした。アルコール依存症も五パーセントほどの割合で親・同胞の中にいました。

これが欧米の研究になると、もっと家族内集積が濃厚になります。親にギャンブル症があるのは二割から三割です。アルコール依存症は四割から五割です。

同胞に限ってみてみると、一割五分がギャンブル症、三割五分がアルコール依存症か薬物依存症になっています。

一親等、つまり親と子だけに限ってみると、ギャンブル症は一割、アルコール依存症は三割、うつ病は二割という結果が出ています。

もうひとつベトナムでの研究では、一卵性双生児でのギャンブル症の一致率は三五パーセントから五四パーセントとされています。

こうしてみると、ギャンブル症に遺伝的要素がからんでいるのは確かです。しかも家族内にギャンブル症、アルコール依存症、そしてうつ病が集積しているのは否定できません。

アルコール依存症や薬物依存との違い

かつてアルコール依存症や、覚醒剤中毒、危険ドラッグ依存などは、脳内に化学物質がはいっての嗜癖ですから、chemical addiction 化学的嗜癖と言われていました。これに対してギャンブル症は化学物質とは無縁なので、non-chemical addiction 非化学的嗜癖と便宜上称されていました。その後、これは行為の嗜癖だと見る向きが強くなり、behavioral addiction 行為の嗜癖、嗜癖行動と理解されるようになったのです。これに対してアルコール依存症や薬物依存は、substance addiction 物質嗜癖と見なされます。

物質による嗜癖の形成は容易に理解される反面、反復行為によって嗜癖が形成されるという事実の認識は、そう容易ではなかったのです。

しかし臨床の現場では、ギャンブル症もアルコール依存症も薬物依存も、同嗜癖だと早くから考えられていました。その証拠に、同じ病棟に入院させて、同じプログラムで治療しても大きな違和感はなかったのです。現場の治療実感のほうが、概念の形成より先行していたと言えます。

治療上は同じでも、物質嗜癖と行為の嗜癖の脳内に及ぼす作用は異なっているはずです。しかしその違いは明らかにされていません。概念上は、物質嗜癖が脳全体の機能を麻痺させるのに対して、行為の嗜癖は脳機能の均衡を歪めていると考えていいのかもしれません。例えば前述した報酬系の歪みは、物質嗜癖よりも行為の嗜癖のほうが強いのではないでしょうか。

確かに物質嗜癖にも、行為の反復という側面はあります。しかしギャンブルという行為の反復は、嗜癖の強度において物質嗜癖をはるかに凌駕しています。この強度は同じ行為の嗜癖である盗撮や買物依存、窃盗癖、性依存よりも、一頭地を抜いていると考えられます。ここにギャンブルの特徴があると言ってもいいのかもしれません。

ギャンブルによって形成された歪んだ脳内回路は、他のどんな嗜癖よりも堅固になっているのでしょう。

ともかく依存・嗜癖の二大特徴は、耐性と離脱症状です。アルコール依存症でいえば、耐性は次第にアルコールの摂取量が増えていくのを意味します。ビール三本ですんだのが、六本、さらには一ダースと増えていきます。離脱症状はいわゆる禁断症状で、脳に吸収されるアルコールが中断されるために幻覚や不眠、発汗、振戦など、種々の症状が出ます。

ひるがえって行為の嗜癖であるギャンブル症はどうかといえば、やはり同じく耐性と離脱症状が見られます。前にも述べたように、賭け金は次第に大きくなり、しかもリスクの多い方に賭けるようになります。離脱も、自殺のところで触れた通り、幻覚・妄想状態になり、不眠や発汗、イライラ、易怒性が出現します。

しかし、不思議なことに、この耐性も離脱症状も、ギャンブル症の方がアルコール依存や薬物依存より強いのです。耐性は短期間で形成され、離脱症状は長く続きます。この点からも、ギャンブルという行為の嗜癖が他の諸々の物質嗜癖よりも重篤と見なせるのです。重篤な病であるからこそ、ギャンブル症の治療のほうが困難を伴うと言って構いません。

そうです。ギャンブル症はアルコール依存症や覚醒剤中毒、危険ドラッグ依存よりも、重い疾患なのです。アルコール依存症には治療薬がありますが、ギャンブル症に効く薬はありません。この点でも、ギャンブル症は実に悩ましい病気と言えます。

第二章　ギャンブル症になりやすい人、なった人

一種の生活習慣病

ギャンブル症は、言うなれば一種の生活習慣病です。悪い習慣を続けてきた結果で生じる病です。悪癖は誰にでもあります。途中でそれに気づくか気づかないかで、その果ての結果が変わります。無茶食いをしていると自ら気がついて、三度三度の適度な食事と運動する生活に変更すると、もうメタボリック・シンドロームまでは行きつきません。

生活習慣病ですから、ギャンブル症には誰でもなり得ます。お釈迦さまでもギャンブルを強制される状況に置かれれば、ギャンブル症になるでしょう。

その理由は、ギャンブルにはお金という途方もない力が作用するからです。普通ならゆっくりと形成される生活習慣病ですが、このお金の力が加わるので、ギャンブルの生活習慣病は短期間にでき上がってしまいます。

ギャンブルが開始されるのは二十歳前後です。まだ大人になりかけの若い脳なのです。そこにお金という強烈な外力が加わりますから、いとも簡単に脳は変わります。

アルコール依存症でも薬物依存でも、発症が早ければ早いほど重篤さは増します。ギャンブル症の発症は、大ていが二十代です。これから社会人になるか、ならないかのときに病が襲いかかります。そしてもはや疾病から抜け出せなくなり、人生の破滅のどん底に落下していくのです。

とはいえ、やはりこの特異な生活習慣病が生じやすい性格傾向は指摘できます。

子供のときにカンシャク持ちだった

これは小さい頃から、自らの衝動を制御する能力が脆弱だったことを意味します。この特徴は前に述べたADHDの要素でもあるので、成人してからギャンブル症につながりやすいのでしょう。成長する過程で、自らの衝動を抑える方法を身につければ、ギャンブル症に連接しなくなるはずです。

この衝動性は、ギャンブルをやめ続けている治療中にも、よく発生します。衝動性が高まると、些細なきっかけでギャンブル再開になります。上司に叱責された、妻から文句を言われた、同僚から仕事にケチをつけられた、というような原因でムシャクシャがつのり、ギャンブルに走ります。これがひどくなると、雨が降って天気が悪いのも、不機嫌の原因になり、「クソッやっちゃえ」となるのです。

興奮を求めやすい人

こういう人は、世界の片隅でひっそりと、目立たずに慎しく生きていくと考えただけで、胸が苦しくなり、心も暗くなります。人生には常に刺激が必要だ、それがなければ生きていくに値しない、というのが、興奮希求型の人の特徴です。

そういう人のために用意されているのは、スポーツや格闘技です。これらは社会で容認された興奮のはけ口になります。

しかしこのはけ口がギャンブルになってしまうと、もういけません。スポーツや格闘技は自己鍛錬が必要です。苦しい練習が日々続きます。ところがギャンブルは、そこまでの習練は要しません。今すぐにでも興奮が得られるのです。

新奇なものに惹かれる人

新しいもの、珍しいものに魅せられるという人の心が充足されやすいのは、創造行為、つまり芸術です。発明もその類かもしれません。

創造行為がたとえ模倣であっても、自分なりの新しい工夫を加えられるので、新奇なものに惹かれる心性は、ひとまず満足の域に達します。まして創造行為は社会では容認され、多少奇矯なものでも、特異な才能として重宝されます。これが賞讃に結びつけば、名声まで得られます。

ここにつけ入るのがギャンブルです。新奇なものに惹かれる心性を大いに活用して、ギャンブルに耽溺させようと策を練っています。先述したようにパチンコ・パチスロでは新台入替で模様替えを怠りません。競馬、競艇、競輪、オートレースでも、賭け方は何種類もあります。新奇なものを作ろうとした結果です。スポーツ振興くじや宝くじも、賭け方はひとつではありません。選択に迷うほどです。新奇さには事欠きません。

負けず嫌いな人

これは本当はいい性向であり、負けず嫌いこそ、どの分野でも成功の鍵になります。

ナニクソや負ケテタマルカ精神があってこそ、スポーツでも芸術でも商売でも研究でも、努力と向上心につながり、最後には栄光が待っています。たとえ失敗しても、同じ失敗は繰り返すまいとして、多方面から検討して、再びの努力を重ねます。

ところがギャンブルでは、同じ負けず嫌いでも様相を異にします。負けの要因の反省が不充分で、同じ過失を繰り返すのです。

負けたのは自分のせいではなく、外部要因だと見なします。責任転嫁です。天気が悪かった、時間が不足した、機械が悪かった、元手が少なかった、などと理由はいくらでもつけられます。それでいて、ギャンブルで勝ったときは自分の力だったと結論づけるのです。こうなると、負けず嫌いは良い方向に発揮されません。反省もないので、行為そのものが改まりません。また失敗が待っています。

内向きの性格

人づきあいが苦手で、親しい友人もいない人は社会で孤立しがちです。孤立そのものは全然悪くありません。孤立によって、他から惑わされず、自分流の生活を全うできる利点もあります。

しかしそこに寂しさを感じた場合、ギャンブルという悪魔の手が伸びてきます。ギャンブルに他人は関与しません。相手はモノだけです。馬でもボートでも自転車でもオートバイでもくじでも、こちらで気を遣う必要はありません。パチンコ・パチスロも機械です。人嫌いの人でも上手に相手をしてくれます。熱中しているうちに、いつの間にか寂しさも吹き飛んでしまいます。ギャンブルが親友になってしまうのです。

誉められたことがない人

これは小さい頃の成功体験と言い換えてもいいでしょう。大人になるまで大して誉められもせず、成功したという体験がないままで育ってしまったとき、ギャンブルでの勝ちは大きな誉め言葉になります。競艇で千円が一万円にでもなれば、両親から誉められたも同然です。かつて誉められた体験がないので、勝つたびに有頂天になり、深みにはまっていきます。

ギャンブルに対する過剰な期待

これはギャンブルにはまり出したときに起こりやすい心性です。ギャンブルによって、生活のすべてが良い方向に向かうという、過剰の期待を持ってしまいます。ギャンブルによる一発逆転の発想です。

確かに日々変わらない、何の起伏もない人生は、ギャンブルによって一転します。ハラハラドキドキの面白い人生が待っています。しかもギャンブルは人の力を借りてするものではなく、すべて自分の力で勝負が決まります。これは快感です。

このときはもう、ギャンブルは自分の力でいつでもコントロールできるという錯覚が、どっしり脳の中に居座っています。やめようと思えば、いつでもやめられると思ってしまうのです。

自己過信

ギャンブルをやり出すと、根拠のない自己過信が形成されます。自分の意志の力で、ギャンブルはどうにでもなると思い込むようになります。

私の診療所に、父親につれられて受診した若者がいました。重度のギャンブル症であり、ちょうど失業中だったので三ヵ月の入院治療を勧め、父親も了承してくれました。ところが本人の言い訳がふるっていました。

「意志の力で何とかやめるので、もう少し入院は待って下さい」

するとと後ろにいた父親がこう叫んだのです。

「馬鹿たれ、お前の『意志の力』ちいうのは、もう二百回くらい聞いたぞ」

そうです。本人はまだ意志の力を信じていますが、ギャンブル脳になってしまうと、もうギャンブルに対する意志の力は働きません。ないも同然なので、私は「あなたの意志は、もう石になって道端に転がっています」と言うようにしています。

迷信じみた信じ込み

これもギャンブルのし始め頃に頭をもたげてくる思考です。パチンコ・パチスロや、競馬、競艇、競輪でも、賭ける数字にこだわりが生じます。ゾロ目が好きとか、日付を参考にしたりとか、自分の力以外のものを参考にしてあがくようになります。車のナンバーを選択するときもゾロ目を選びます。

かといって信心深いのでは決してありません。むしろ逆です。本当に信仰が深ければ、ギャンブルに手を染めません。

その証拠に、ギャンブル症者の支援をする自助グループのテキストの中に、「すべてを神の力にゆだねる」という項目がありますが、この「神」がピンとこないのです。そんなわけもわからないものに、すべてを任せられるかと必ず反発します。

長い目で勝負を見ることができない

ギャンブルは勝つこともあれば、負けもあります。長い目で見れば、すべてのギャンブルはこちらが損をするようになっています。そうでなければ、胴元はつぶれるだけです。

しかしギャンブルにはまる人は、全体を見通せません。勝った部分だけしか頭の中には残らず、負けた部分など影が薄くなっています。通常の人であれば、必ずや全体での損益を計算して、こんなのはバカバカしいと思って手を引きます。

ここで手を引っ込めるか否かが、趣味でギャンブルをする人とギャンブル症者の分かれ目かもしれません。手を引っ込めなくても、懐具合いが傷まない程度で手を出すというのが趣味でのギャンブルです。これだと周囲にも迷惑がかからず、本人も苦しまず、ただ貯金がたまらない程度の人生になるはずです。

ちなみに国際疾病分類第11版（ICD‐11）での、ギャンブル症の診断項目は次の三点です。①ギャンブル行為を制御できない。②日常生活や他の趣味などを犠牲にしてまでも、ギャンブル行為に走る。③人生に悪影響を及ぼしているにもかかわらず、ギャンブル行為が続き、増悪する。

明瞭な線引きではありませんが、これが趣味のギャンブルと病的なギャンブルの違いです。前者では脳機能の不均衡は形成されずに留まっていると考えていいでしょう。

嘘と借金

もうひとつ、ギャンブル症とそうでない趣味でのギャンブルの境界を決めているのが、『精神疾患の診断と統計マニュアル第5版』（DSM-5）です。

この診断基準は以下の九項目から成っています。

①望む興奮を得るために、次第に多額の金を費消するようになる。
②ギャンブル行為を減らしたり、やめたりすると、焦燥感が出て落ちつかない。
③何度もギャンブル行為を減らしたり、やめようと努力しても実を結ばない。
④頭の中は、過去のギャンブルがどうだったか、次のギャンブルをどうするか、そのための金をどう工面するのか、などで終始占められている。

⑤絶望感や自責の念、不安、抑うつなど、嫌なことを感じるとギャンブルをしたくなる。
⑥ギャンブルで損したときは、それを取り返そうとしてまたギャンブルに走る。
⑦ギャンブルにのめり込んでいることを隠す。
⑧ギャンブルのために、人間関係を損い、仕事を失い、教育や昇進の機会も逸してしまう。
⑨ギャンブルで生じた借金を他の人に尻ぬぐいさせる。

どうでしょうか。さまざまな診断基準が並べられているものの、二大特徴は何といっても嘘と借金です。この二つがない間は、趣味の範囲内でのギャンブルと言えます。

まず嘘です。日本には「嘘八百」という言葉があります。しかしギャンブル症者の嘘は、とてもこれでは追いつきません。「嘘八千」でも駄目です。「嘘八万」でも不充分です。「嘘八十万」と見たほうが正確でしょう。ギャンブル症者は、朝から晩まで嘘を言います。自分でもどこまで嘘をついたか思い出せないほどになっています。

私自身も患者さんに、「どのくらい嘘をつきましたか」と気が向くと尋ねます。「数えられません、無数です」というのが百発百中の返答でした。

嘘には言い訳がつきものです。ギャンブル脳の言い訳は、まるで脊髄反射のように口をついて出ます。脊髄反射というのは、医師がハンマーで膝を叩くと下肢がピョンと上がる反射です。止めようと思っても止められません。

ギャンブル症者は不都合なことを訊かれると、考える間もなく言い訳をします。全く絶妙な言い訳なので、最初は相手もそうかと納得します。しかし次第に言い訳は、化けの皮がはがれてきます。


この言い訳と嘘で、配偶者は痛めつけられ、全くギャンブル症者を信じられなくなります。嘘が人間の皮をかぶっているのと同じです。

私の患者さんで、ギャンブルをもう十年くらいやめている人がいました。自助グループに通って、回復の道を歩み出した患者さんです。ある朝、新聞に面白い記事が載っていたので、「こんなことが載っているよ」と妻に言ったそうです。すぐに返ってきた言葉は、「そりゃ嘘でしょ」でした。

「嘘じゃなか、ちゃんとここに書いてある」

患者さんはそう言って記事を見せようとしました。ところが妻の返事はこうでした。

「あんたが言うから嘘たい」

奥さんは何十年もだまされ続けて、徹頭徹尾夫を信じられなくなっていたのです。この不信感は、患者さんがギャンブルをやめても、数年、いや十年以上は続きます。それくらいギャンブル症者の嘘と言い訳は、ナイフのように人の心を深々と傷つけるのです。

次は借金です。これもギャンブル症には必発です。ギャンブル症者は、どこからでも借金をしようとします。中学や高校の同級生にまでも電話をかけてきます。もう何年もつきあいがないのにです。電話をうけた相手は、懐かしいので、断るのも気の毒になり、つい情にほだされがちですが、その口車に乗ってはいけません。先に紹介した鑑定を例にとると、借金の口実は次のようなものでした。

「手をつけてはいけない嫁のお金を、黙って使ってしまった」

「子供のことでお金がいる」

「家族が大病をして、病院代が払えない」

「嫁がカードを使って散財した」
「嫁が財布をなくした」
「嫁が見境もなく家具などを買って、支払いに困っている」
「銀行から融資を受けて支払いにあてたいが、審査に時間がかかる」
「飲み会のとき給料袋を落とした」
「母が病気になって金がいる」
「友人の借金の保証人になり、保証人倒れになっている」
「祖母の家の固定資産税が払えない」
「土地を相続するのに金が必要」
「嫁がネットの通販で買物をし過ぎて、支払いに困っている」
「銀行から融資してもらった五十万円をカバンの中に入れて、運転席のサイドボードに入れていたのが、車上荒らしにあった」

　このように次から次へと借金するための嘘を思いつきます。中にはすぐに嘘だと分かるものも混じっているのですが、訪問販売と同じで、百分の一でもうまくいけばいいのです。

遠くに年老いた両親がいれば、振り込め詐欺と同様で、だまして金を振り込ませます。借金を申し込むとき「すぐ返すから」とつけ加えるのも常套手段です。

私の患者さんでも、驚くような例がありました。その嘘のおかげでギャンブル症が露見して受診につながりました。

この患者さんが借金の申し込みをしたのは、何と息子が通う小学校の担任でした。

「学校の前で車がパンクしたので、すみません、一万円貸していただけますか。すぐ返します」

そう言って職員室まで来たので、「それは不便でしょう」と言って担任の先生が一万円を貸したのはもちろんです。

しかしその三ヵ月後、「また同じ場所でタイヤがパンクしました」と借金を申し込んできたので、先生はおかしいと気がつきます。一万円を持たせたあと、患者さんの家に電話したのです。びっくり仰天したのは妻と、同居している両親でした。

四方八方に借り尽くして、とうとう息子の担任にまで嘘をついたのです。

このように嘘と言い訳と借金は、密接につながっています。ギャンブル脳の三種の神器(ぎ)です。

そして絶対に見逃せないのが、この借金の尻拭いです。親は、そして同胞はこの尻拭いを当然の義務と感じてやってしまいがちです。子供がギャンブルの借金で苦しんでいるのなら、借金の肩代わりをしてやろうと、親はつい思ってしまいます。親心でしょうが、尻拭いの行為ばかりは、逆効果であり、ギャンブル症を必ず悪化させます。「子を思う親」どころか「子をさらに悪の道に追いやる鬼親」同然になってしまうのです。

尻拭いをしていると、その額は次第に増加します。初めは五十万円だったのが、次は百万円、その次は二百万円と増えていくのです。私の診療所をかつて受診した患者さんの中には、既に両親が尻拭いのために一億六千万円を使った例がありました。両親の退職金もつぎ込み、先祖伝来の田畑も売って工面し続けた結果がその金額になったのです。これは、全くお金をドブに捨てるようなものです。いえ、ドブに捨てるだけなら、ギャンブル症は悪化しません。盗人に追銭(おいせん)を繰り返すのと同じで、盗人は益々盗みに励むようになります。

この借金の肩代わりは、覚醒剤中毒の禁断症状に苦しんでいる子供に、「おお可哀想に」と言って覚醒剤の注射をしてやるようなものです。あるいはアルコール依存症の子供に、「そうか、酒を買う金がないか、可哀想に」と言って、酒を買ってきて飲ませてやる行為と瓜二つなのです。

しかもこの借金の尻拭いには、もうひとつ大きな落とし穴があります。尻拭いをする際、大ていは家族会議をしたり親族会議を開いて、本人に「借金の総額はいくらなのか」と問い質します。このとき、ギャンブル症者は正直には答えません。

それでは、実際の借金よりは多く言うのでしょうか、それとも少なく答えるのでしょうか。

通常であれば、実際より多く言って借金を返し、残りの金を懐に入れればいい、と考えるでしょう。しかしそうではなく、二百五十万円の借金があれば、二百三十万円と答えるのが、ギャンブル脳です。

なぜでしょうか。

「借金がゼロになると、次から借りにくくなります。借金が少し残っていると、次に借りやすいのです」

この説明を患者さんから聞いたとき、私はゾッとしたのを覚えています。借金の尻拭いをしてもらっている瞬間から、もうギャンブル脳は次の借金を思い描いているのです。

中には、実際より多く言って余剰金を手にするギャンブル症者もいるかもしれません。でもそんな場合でも、借金はゼロにしないはずです。借金を少し残したままで、余剰金でまたギャンブルをするでしょう。

そうすると借金はどうすればいいでしょうか。鉄則は「本人がこさえた借金なので本人に返済させる」です。このとき、必ず債務整理をするべきです。弁護士か司法書士の力を借りますから、借金の額は正確に判明します。その上で、どの方法で返済するかを選択します。

債務整理には任意整理、特定調停、個人再生、自己破産の四つがあります。

任意整理は、本人に一定の収入がある場合で、利息分を減額してもらった上で、返済するやり方です。ギャンブル症者ではこれがよく用いられます。次に多いのが特定調停で、簡易裁判所に申し立て、調停委員の仲介によって負担を軽減してもらい、三年から五年で分割返済する方法です。個人再生では、地方裁判所の管理のもとに、再生計画によって減額された債務を、やはり三年から五年で返済します。

どうしても支払い能力がない場合は、破産法に基づく自己破産が一番です。田畑家屋敷、親の貯えまではたいて、借金の尻拭いをするよりも、何千倍も賢明なやり方です。自己破産したからといって廃人扱いになるものでもありません。リセットしてちゃんと生きていけます。このとき、裁判官から債務を免責してもらう必要があります。そのためには、ちゃんとギャンブル症の治療をしているという実績があると、すんなり免責になります。

しかし自己破産すると名前が公表されるので、そこを狙ってヤミ金業者から「また金を借りませんか」という葉書が届きます。患者さんは腹が立ってひき破ろうとするのですが、単なる紙ではなく、丈夫なプラスチックか何かでできている葉書なので、破れません。

私の診療所を受診した患者さんの中には、自己破産を二回した人もいました。自己破産者を狙ったヤミ金の手口に負けてしまったのです。

妄想じみた二つの思考

ギャンブル脳になると、考え方までが歪んできます。それも、他人から指摘されても変更できないほどの思考なので、妄想とほとんど五十歩百歩です。そして二つの妄想がかかった思考で、ギャンブル症者はいよいよギャンブルの深みに落ちていくのです。

そのひとつは、「ギャンブルで作った借金はギャンブルで返さなくてはならない」です。この思考が全く現実にそぐわないのは、誰にでも分かります。これまで十年二十年三十年と、ギャンブルを続けた結果の借金です。今更ギャンブルをしたとしても、勝算はもはやありません。また負けと借金が膨らむだけです。前述した大谷選手の元通訳は、勝負に負けると、「最後にもう一回だけ」と、賭けの限度額の引き上げを賭け業者に懇願していたといいます。

このときギャンブル脳には、前述したギャンブルに対する過大な期待があるのでしょう。脳が思い描く一発逆転など奇蹟に近い出来事ですから、もはや負けはのっけから決まっているのも同然です。

二つ目の思考の歪みは、「この手元の一万円はギャンブルをすれば十万円になる」です。これだって現実に起こるには奇蹟を要します。これまで何十万、何百万、何千万とつぎ込んできたギャンブルですから、新たにギャンブルをしたとて、あっという間に一万円が消える確率のほうが断然多いはずです。

しかしギャンブル脳はそうは考えません。万が一の確率でも賭けたがるのです。ですから、家のどこかで一万円札でも見つければ、もう目の色が変わります。家人がいくらとめようが、手を振り切ってギャンブル場に走ります。そのときの素早さはもはや人間業ではなく、けもののような敏速さなのです。

「三ザル」状態と「三だけ」主義

これは妄想思考ではなく、ギャンブル脳の偏向を如実に表す行動規範です。この特異な行動規範のために、ギャンブル症者は鬼、あるいはロボットと化します。人間性を失うのです。

「三ザル」状態とは、見ザル、聞かザル、言わザルです。

ギャンブル症者は自分の病気が見えません。自分ではどこが病気かと、高をくくっています。

聞かザルもその通りで、他人の思考や助言など、全く受けつけません。親や配偶者から責められても、さっと耳を閉ざします。馬耳東風です。

最後は言わザルです。何を考えているのか、さっぱり分からない人間になります。親から借金を問い詰められても、黙って頭を下げるだけです。親から借金の尻拭いをしてもらう際には、「これが最後のお願いです」くらいは言うかもしれません。「最後のお願い」も、ギャンブル症者の常套句なのです。

自分の心の内を明かさないので、親友ができません。親友は、胸の内を語り合ってこそできるものです。言わザルで、友人のひとりもいない寂しい人生を送るはめになるのです。

「この言わザルで、何を考えているのか分からない人間になります」と、受診した本人と家族に言ったことがあります。すると妻がこう答えました。

「先生、全くその通りです。この亭主とは三十年連れ添っていますが、今でも何を考えているのか、さっぱり分かりません」

ギャンブル症者が言葉を発したがらないのは、何か言えば言質を取られるのを恐れているからです。「もうギャンブルをしません」と言えば、それが言質になって、逆手に取られます。言わずに越したことはないのです。

親から「もうギャンブルはしないな?」と念をおされても、俯いて「ムニャムニャムニャ」と言うだけでしょう。

この見ザル、聞かザル、言わザルのために、精神科での治療は一筋縄ではいかなくなります。「ともかく、あなたは病気です」と主治医は言い続け、患者さんの「見ザル」を「見える」ようにする必要があります。しかしこれも、患者さんの「聞かザル」によって、なかなか主治医の助言が通りにくいのです。さらに「言わザル」で対話も成立しにくいため、心を解きほぐすのには時間がかかります。

これに対して後述する自助グループでは、全員がギャンブル症者であり、自分のことだけを言い、他人の批判をしないという、言いっ放しで聞きっ放しという原則があるため、「三ザル」状態は容易に氷解していきます。他人の病気を見て、自分も病気だと思い、他人の貴重な言葉に耳を傾けるようになります。順番に発言も勧められます。そこは他人の批判が一切ない場なので、口を開いても責められません。こうして患者さんは口を開くようになります。

もうひとつの「三だけ」主義は、自分だけ、今だけ、金だけです。

ギャンブル症者は他人への思いやりがなくなるどころか、他人そのものがかき消えています。親兄弟など知ったことか、家族も糞くらえ、自分だけよければいいのだ、という考えになります。子供を連れて遊園地に行っても上の空です。子供と遊ぶ時間があったら、早くパチンコ・パチスロ店に行きたい一心です。子供にはひとりで帰るように言いふくめ、自分はパチンコホールへ一目散に行ってしまいます。

子供が怪我をして入院し、妻が看病にかかりっきりになっていると、これ幸いと、誰もいない家の中を隈なく探して、妻の隠し金を見つけたりします。親類の人が病気見舞いのお金でも持参しようものなら、黙って着服します。

「今だけ」は今さえよけりゃ、先のことなどどうでもいい、という刹那主義です。将来のことは脳から消し去られています。子供の学費のための貯金や家族の将来設計など、全くギャンブル脳は考えられず、今どうやればギャンブルができるか、ばかりを考えています。今ギャンブルをしていられれば脳は幸せであり、何の憂いもないのです。

「金だけ」はギャンブル脳全体に根を張っている思考です。金の前には道徳や美徳、社会の規範や常識も影が薄くなり、ほとんどゼロの状態になっています。我利我利の金の亡者です。

脳の中をお金が占めている理由は、ひとつはそのお金でギャンブルがしたいからです。もうひとつは、ギャンブルで生じた借金を何とかしなくてはいけないからです。

この「金だけ」のギャンブル脳では、法律などどうでもよくなります。そこから多種多様の犯罪が生じます。これについては次の第三章で詳しく述べます。

最後に、自助グループのテキストに掲げられた、ギャンブル症者の性格傾向の一覧を紹介します。患者さんたちは、この性向を改めるべく努力しなければならず、なかなか痛いところを突いています。

人からの非難に逆ギレする
ひとりよがりで優越感を持ちたがる
人を裁き、説教しやすい
他人の欠点を分析する

論争と言い争いを好む
自分の行為を正当化する
他人を信じない
自分のことはよく分かっていると思っている
自分のした悪事を過小評価する
反抗的態度に出やすい
他人を攻撃し、その権利を侵害する
自己釈明に長けている
殻に閉じこもる
物質的な成功ばかり求める
人から批判されるのを嫌う

ギャンブル脳を利用した胴元の戦略

以上に述べたようなギャンブルに親和性のある人や、もうギャンブル症に足を踏み入れている人たちを狙って、ギャンブルの胴元は実にさまざまな仕掛けをしています。これをひとつずつ点検していきましょう。

第一は、near miss ニアミスと near win ニアウィンの手の込んだ戦略です。例えばパチスロでは、7・7・7が出ると大勝ちになります。7・7・バナナでは負けです。しかしこちらとしては、7が二つも出たのですから、しまった、もう少しだったと思います。これがニアミスです。「あと少しで勝つところだった」と思えばニアウィンです。

しかしよく考えて下さい。7・7・バナナは、バナナ・リンゴ・ミカンと同じく完全なはずれなのです。同じはずれなのに、もうちょっととと思わせるのが、このニアミス・ニアウィンの仕掛けです。つまりこれははずれを「当たり」に装った巧妙な手口であり、隠蔽工作なのです。

このニアミス・ニアウィンによって、こちらには、このギャンブルに習熟すれば、本物のウィンを引き寄せられるような錯覚が生じます。

もともと、こちらの技能が反映されるようなギャンブルは、ギャンブル症に陥る速度が早くなります。賭け麻雀がそれです。麻雀にはやはり上手下手があるので、自分の努力で手技を磨けば何とか勝てるようになるという錯覚を抱きがちです。

私の患者さんに、有名大学に入学した学生がいました。親元から離れて生活しているうちに賭け麻雀の虜になり、授業にも出ず、仕送りや家賃もすべて麻雀につぎ込んでいました。下宿からの連絡で親が気がつき、その地の自助グループへの参加を勧めたものの、うまくいきませんでした。結局は、せっかくはいった大学を退学してしまいました。

胴元の第二の策略は、当たり賞金の額を大きくすることです。宝くじが好例です。十億円の当選くじを出すのであれば、一等を一千万円に減額して、当選者の数を増やしたほうがいいのに、そうはしません。一等の賞金は年々大きくなるばかりです。

第三は、賭けの種類を増やす手口です。宝くじの場合、通常のくじの他にスクラッチやロト、ビンゴ5、ナンバーズ、購入後にゲームをするとその場で当たりがわかるクイックワン、五種類の絵柄から合計四個を選ぶ着せかえクーちゃんなど、よくも思いつくなと感心するほどの多様さがあります。

この点ではスポーツ振興くじも負けてはいません。ｔｏｔｏでもミニｔｏｔｏやｔｏｔｏゴール3があり、ビッグでもメガビッグ、一〇〇円ビッグ、ビッグ一〇〇〇、ミニビッグと品揃えを豊富にして客を誘導しています。

第四は、ギャンブルのペースを速くする戦法です。競馬は第一レースが終わるともう第二レースが待ち構えています。午前午後に各一レースというような悠長なものではありません。これは競艇、競輪、オートレースでも同じです。客は熟考する隙もなく次々と窓口に向かいます。

そして第五は、視覚、聴覚刺激を与えて、脳を条件づけにしてしまう仕組みで、パチンコやパチスロではふんだんに用いられています。赤色のライトや目もくらむようなフラッシュ・ライト、めまぐるしく色が変わる機器に、さらに速いテンポの音楽が付随します。

こうしたパチンコやパチスロは Electronic Gaming Machine（ＥＧＭ）と呼ばれますが、通常四百種以上の音が使われているといいます。

最後の第六の手口とは、予想がつけにくいゲーム型のギャンブルです。当たりはずれに規則性があると、客はすぐ倦きてしまいます。不規則極まる出現率で当たりが来るほうが、客の闘争心に火がつきます。ランダム性が高いほど、ギャンブル症の客はプレイを続けたくなるのです。

普通の客であれば、「全然当たらない、バカバカしい」と言って席を立つのでしょうが、もはやギャンブル脳になった人は違います。負けじ魂が発揮されるのです。

第三章　脳が壊れ、家族が崩壊し、犯罪に手を染める

配偶者の苦しみ

ギャンブルは当人の脳を壊すのみならず、家族を壊し、社会を壊します。

ギャンブル症で悩むのは本人のはずですが、当人は自覚がないので、治療が開始されるまで、あるいは違法行為で逮捕されるまでは、ノホホンとしています。

先に述べた私が扱った鑑定例では、切実な妻の叫びを鑑定書の中に書き記しました。嘘をつかれ、だまされ続けた配偶者の悲惨な地獄が理解できるはずです。

――悪いことをしていながら、当然のようにしれっとして言い訳ばかりでしょう。

――あなたにはどこまでも話が通じません。

――日本語でありながら、あなたの言うことは支離滅裂で会話になりません。

――自分に都合の悪いことは、すぐ話の核心をそらして、すっとぼける。

――あなたは何が言いたいの。意味が分からない。

――働いていれば、嘘ついて勝手なことをしていいと思っているの。

――言われたことを言われた通りに、一度やってみたら。

――あなたのこと、一ミリも信用できません。

――毎日、あなたにつかれた嘘や嘘芝居がフラッシュバックのように浮かんできて、うなされ通しです。

――何かあればすぐ逃げて、あなたには真心が感じられない。

――本当に家族のことなんかひとつも考えずに、好き勝手ばかりしている。

――あなたとの会話はどうしてかみ合わないのかしら。その言葉も絶対嘘でしょう。

――あなたの嘘が、この世で一番苦痛です。

――まともな人間なら、相手のことを思って下さい。こんな誠意のないやり口ばかり繰り返されては、たまりません。

――あなたへの不信感は一生ぬぐえません。あなたの小細工は、事実としてわたしの記憶に残り、死ぬまで耐え難い苦痛になります。

――そんな思いやりのないことを、無神経に言わないで下さい。

——もうあなたの「ごめん」は聞き倦きました。ごめんと言わないでいい生活をして下さい。それだけです。

——もうあなた病院に行った方がいいです。頭がおかしいです。

——こんな隠し事をして、家族への裏切りです。

——あなたの嘘つきの病気に、いつまでもつき合えません。

——狂った人間性、父親の資格もなし。私の人生を返して下さい。子供たちの未来を返して下さい。

——嘘まみれの不誠実人生。他人まで巻き込んで悪質な詐欺師です、あなたは。

——許せない。二度とあなたの嘘にだまされません。汚い嘘つき男です。

——嘘で人を殺せます。嘘で人を廃人にします。悪びれもせず、当然の顔をして反省も何もない。

——狂気の嘘で、積み上げてきたすべてを壊されました。わたしの中の正義もすべて踏みにじられました。

——考えれば考えるほど、あなたを許せません。もう消えて欲しい。憎いです。

——あなたは本当に得体がしれない。ひとつとしてまともに答えようとしない。

――人をどこまで苦しめたら気がすむのですか。この十年、最初から最後まで嘘をつかれました。

これがギャンブル症を夫に持った妻の悲痛な悲鳴です。慟哭です。傷つけられた妻の心の傷は、十年二十年と消えることはありません。死ぬまで残るはずです。

自助グループに通ってギャンブルをやめている私の患者さんの中にも、仕事から帰って「ただいま」と言ったのに対して、妻から「おかえり」と言われるまで五年かかった人や、「いってきます」に「いってらっしゃい」と言われるのに十年かかった人がいました。

かと思うと、もう六年もギャンブルをやめているのに、夜中に突如妻から起こされて、「あなたまた隠れてギャンブルをしているのではないでしょうね」と疑われた人もいました。夫への疑念は、寝ていても突然頭に浮かんでくるのです。

また別の患者さんは、初診前の話をしてくれました。ある夜目が覚めたら、妻が上に乗りかかって包丁を突きつけていたのです。びっくりして飛び起き、「おい、やめろ」

と言ったそうです。ギャンブルをやめない夫を殺して、自分も死のうと、その妻は思ったのでしょう。
以下も自助グループに通ってギャンブルをやめている患者さんが、妻に申し訳ないと思いつつ語ってくれた話です。ギャンブルがひどくなるのは、給料日とかボーナス日で、罪滅ぼしのため妻にバッグや靴を買ってやっていたそうです。しかし今でも妻はバッグや靴を買えずにいます。それを買うと、また夫がギャンブルをするのではないかと不安になるのでしょう。

私の診療所には、奥さんだけが子供をつれて夫の相談に見えるのもしばしばでした。そのとき「離婚したほうがいいでしょうか」とよく質問されました。私は「ご主人は治療する気はありますか」と訊き、「いいえ、その気は全くありません。今日も俺は病気ではない、の一点張りで来ませんでした」という返事であれば、離婚を勧めました。「嘘をつかれて借金まみれの結婚生活をこのまま続けると、自分の未来をドブに捨てるようなものです。どんな努力をしても、ザルに水を注ぐようなものです。苦労が報われません。それよりは、離婚して子供を育てる苦労のほうが実になります。それこそが本物の苦労です」

こんな風に言うのですが、いざ妻から本気で離婚を切り出されて、尻に火がつき、治療に結びつく例もありました。

私の診療所を初診した百人のギャンブル症者の調査では、まだ婚姻状態にあるギャンブル症の男性が六十五人いました。そのうち一五パーセントの妻が、うつ病やパニック症、不安症、不眠症、自律神経失調症で、既に他の精神科に通院していました。しかしその通院先の主治医には、夫のギャンブル症については全く相談していません。主治医は配偶者のギャンブル症が原因だとは知らずに、治療をしていたのです。

米国での研究は、自助グループに参加しているギャンブル症者の妻五百人にアンケート調査をし、ほとんどに症状を見出しています。妻の症状は抑うつ、自責の念、自殺念慮、絶望感などの精神症状とともに、頭痛、下痢、便秘、めまい、息切れ、喘息、腰痛、高血圧などの身体症状もありました。

このうち妻が抱えている自責の念については、若干の説明を要します。妻は夫がギャンブル症になったのは、自分のせいではないかと思いがちです。さらにギャンブル症の夫自身も、「こうなったのも、お前のせいだ」と言って責めたてる傾向があるので、なおさらです。

私の患者さんの妻の中には、精神科に相談に行ったとき、主治医から「少しはだんなさんの思いを理解してやらなくてはいけません。男がギャンブルをするのは当たり前だから」と言われた人がいました。それで夫と一緒に競馬場や競艇場にも行ってみましたが、やはり夫の心に寄り添うことはできなかったといいます。能天気の精神科医です。

ギャンブル症は二十歳前後で始まるため、結婚するときはもう既にギャンブル症であり、多少の借金があるのが普通です。もちろん本人はそれを隠していて、両親もそれは口に出しません。たとえ多額の尻ぬぐいをしていてもです。そのうえで、結婚すればギャンブルもおさまるだろうと高をくくっています。しかし必ずや、結婚後はギャンブルがひどくなります。

加えて悲惨なことに、ギャンブル症者は配偶者に、しっかり者を選ぶ特異な才能があります。少々のことではへこたれない人を配偶者にするのです。ギャンブル症が前よりも悪化する過程で、結婚前の借金も発覚します。

しっかり者の妻は、自分の貯金でそれを清算してやり、夫を楽にしてやろうと思うのです。この尻ぬぐいで、病気はさらに進行します。そして子供が生まれると、夫のギャンブル症はまたひどくなります。妻の目が育児に集中して、夫はシメシメと思うのです。夫が給料を家庭に入れなくなると、妻は何とかしようとして外で働き出します。もう育児と生活の立て直しで必死です。そんな妻の苦労など、夫はどこ吹く風です。

給料をごまかすために、夫はさまざまな工夫をします。給料の明細書を改ざんするのはお手のものです。まだギャンブルをしていることもひた隠しです。私の患者さんで、パチンコ・パチスロ店にはいるときは、服を着替える人がいました。車のトランクに入れていた作業服に着替えて、店の中にはいり、出て来たらまたスーツ姿になるのです。問題は頭髪で、これは店のトイレットの中にある消臭剤で、何とか臭いをとるのです。

中には妻が、たびたび夫の携帯に電話を入れて、「はい、周囲の写真を撮って送って下さい」と命じるのです。競艇場や場外馬券売場、パチンコ・パチスロ店にいれば、すぐにバレます。これもしっかり者の妻だからできることでしょう。

しかしいくら家族が、あの手この手でギャンブル対策を講じても、実を結びません。徒労です。やはりギャンブル症を理解している精神科医にかかり、合併症も含めて診断してもらい、自助グループに通うのが最も有効な治療なのです。

夫のギャンブル症でトコトン痛めつけられても、なかなか離婚の決意まで至らないのも、しっかり者の妻だからです。しかも子供がいれば、なおさら離婚しにくくなります。幼い子供は「お父ちゃん」と言ってギャンブル症の父になついています。子供のためにも離婚できないと考えるのは当然かもしれません。

ところが子供がその父親を慕うのは十歳までです。十歳になると、子供は父親の馬鹿さ加減が理解できるようになります。一緒に何かを話し合うこともなく、どこかに連れて行ってもらうこともなくなります。父親の自分への無関心さに気づくのです。ましてや、おこづかいを父親に盗まれるという、家庭内窃盗が繰り返されると、もういけません。

私の患者さんが、まだ受診前にあった出来事を話してくれたことがあります。ある日の朝食のとき、小学二年の息子が母親に、「母ちゃん、うちには泥棒がおるごたるよ」

と言ったそうです。患者さんがびくっとしたのはもちろんです。「自分は何という卑劣な父親か」と、さすがに反省させられたと言っていました。この患者さんも、今では自助グループに通い続けて、二十年以上ギャンブルを断っています。

ギャンブルをやめない配偶者にいつまでもつき添っていると、大きくなった子供は母親を責め立てます。どうしてあんな腐れ親父と離婚しなかったのだ、そのため自分はさんざん苦しめられた、というわけです。

それはそうでしょう。物心ついて以来、両親の修羅場をずっと見せつけられ、びくびくしながら家の隅で生きていくのを強いられたはずですから。

他のアルコール依存や薬物依存でも、家庭内暴力はあります。しかしギャンブル症のほうがもっと深刻です。ひとりのギャンブル症者のために周囲は苦しめられます。

私のところを受診した患者さんで、その実の姉さんが、二百万円か三百万円の尻ぬぐいをした例がありました。もちろん夫には内緒での肩代わりです。姉さんは「これが夫にバレると離婚されます」と言って泣いていました。

この患者さんは、一緒に住んでいる老いた両親の貯金も、すべて競馬につぎ込んで費消していました。受診に同伴した弟さんもカンカンに怒っていて、診察室でこう言い放ったのです。

「兄さん、どうかここで死んでくれ！」

アルコール依存症や薬物依存では、ここまでお金の問題がからむことはありません。しかしギャンブル症には必ず金がからみます。この借金のため、周囲は通常の依存症より十倍も百倍も苦しむのです。

ギャンブル脳による犯罪

ギャンブル症に犯罪はつきもので、米国の研究では、ギャンブル症者の二五パーセントから四三パーセントが違法行為をしていると結論づけています。また同じく米国の調査では、一般受刑者の四分の一にギャンブル症があるとしています。日本でもこの手の調査を刑務所で行えば、類似の結果が出るはずです。

このように、ギャンブル症者が触法行為をする事実については、メディアで時折報道されるだけで、その全体像は長い間明らかにされませんでした。警察もその犯罪がギャンブルによるものであるかどうかは、きちんと発表せず、「遊興費に使った」ぐらいの発表にとどめがちです。メディアのほうも表面上の犯罪だけに目を向け、何ゆえの触法行為だったかは調べません。

これが明らかになったのは、二〇二一年に発表された『ギャンブル等の理由で起こった事件簿』です。発行したのは「公益社団法人ギャンブル依存症問題を考える会」です。会員の地道な努力の成果でしょう。ここでギャンブル等と記されているのは、パチンコ・パチスロが国策でギャンブルではなく遊技とされているからです。等の中にパチンコとパチスロが隠匿されているのです。

調査期間は一九八八年十月から二〇一九年四月までです。この三十年六ヵ月の間に六百九十九件が抽出されています。ひと月あたり一・八件の発生ですから、毎月二件はギャンブル症による犯罪が起こっている計算になります。

そのうち、児童虐待・ネグレクト・児童被害は百二件で、一割五分を占めています。実際は児童虐待は表面化せず、メディアでも報じられないので、もっと多いはずです。

多いのは横領等企業犯罪で三百五十一件、およそ半分です。次が強盗・殺人等重大事件で、百二十七件、一八パーセントです。

しかし本当はこの何倍も多いはずです。大阪の「ギャンブル依存症を生む公認ギャンブルをなくす会（事務局・井上善雄弁護士）」の調査によると、二〇二三年一月には七件、二月には十二件、三月には十三件が判明しています。空恐ろしい頻度です。

代表例を挙げると、二〇二三年一月には、鹿児島相互信用金庫の元職員が一億円以上を詐取していますし、十八親和銀行員が三十五年にわたり、千三百万円を着服して懲戒解雇になっています。

二月には、某漁協職員が千九百万円を着服し、他にも神社改修費千三百九十万円を着服した男の裁判が報道されています。

三月には、宮崎第一信用金庫の融資担当の職員が、顧客の金四千三百万円を着服横領しています。

四月には、三重の消防職員が六百万円を詐取して書類送検され、鹿児島相互信用金庫の元職員も顧客の定期預金三千万円を詐取して、懲役三年執行猶予五年の判決を受けています。そして、クボタ子会社の経理担当の元部長が一億六千万円を着服、逮捕されていいます。競馬にはまっていたといいます。

五月には殺人事件で逮捕の報道もありました。犯人は三十代の中学校教諭でしたから、世間もあっと驚きました。何と江戸川区で六十三歳の男性を強盗目的で殺害したのです。FXと競艇で六百万円の借金があったといいます。わずか六百万円の借金のために自分の人生を棒に振り、他人の命までも奪うのですから、ギャンブルによる借金がいかに脳の正常な判断を狂わしてしまうかの見本でしょう。

立件されないものを含めればギャンブル症者の犯罪はひと月に二件ではなく、二日に一件は起きているのではないでしょうか。

最近増えているのは、闇バイトに応募しての重大事件です。

二〇二三年の一月、狛江市で九十歳の女性を強盗目的で殺害した実行犯のひとりは、闇バイトで強盗グループに加わっていました。まだ二十一歳の若さなのに競艇にはまり、借金が膨らんでいたといいます。事件前、別の傷害事件について、知人男性に「ボコボコにして血だらけにしましたよ」と語っていたそうですから、罪悪感のかけらもなかったのです。

ギャンブル脳になった本人にとっては、闇バイトで殺人をして大金を手にするのも、一種の大バクチだったのかもしれません。そこにはもはや善悪の判断などかき消えているのが、ギャンブル脳の恐ろしさです。

もともと犯罪を取り締まるのが務めで、触法行為に目を光らせている警察官でさえも、ギャンブル脳になってしまうと、詐欺に走ってしまいます。その一例は二〇二二年に逮捕・起訴された福岡県警の元巡査部長四十六歳です。嘘の投資話を同僚に持ち掛けて現金をだまし取ったのです。投資話以外でも、十数年前からさまざまな理由で同僚に借金を依頼し、最終的に借金に応じたのは数十人規模になり、総額も数千万円になるといいます。投資話での被害総額は一千万円超です。この場合は、警察官がだましだまされる関係になっていたわけです。

発覚したのは内部通報によってですが、懲戒処分ではなく、本部長注意にとどまっています。このあたりにも、ギャンブル脳の恐さを、警察の中枢部が全く理解していない現状が反映されています。

このあと本人は依願退職をし、見事に退職金を貰っています。しかしこれもギャンブルですべて使い果たしたのか、その後もかつての同僚たちから借り入れを続けていました。そしてついに失踪し、警察が行方を追っていたところ、逮捕されたのは何と長崎市のパチンコ店でした。そこでパチスロをやっていたといいますから、もはやギャンブル脳が人の形をしていると言っていいでしょう。

こうしたギャンブル脳になった人間を、ロボットのようだ、あるいはもはや鬼だという専門家がいます。しかし私はロボットや鬼に申し訳ないと思うのです。ロボットは借金をしませんし、鬼だってギャンブルをしません。私自身は患者さんに「あなたたちはミミズ以下だ」と言い続けてきました。

ドブの泥に棲むミミズでも、上流から毒が流れてくると、さっとそこから避難して、もはやそこに寄りつきません。ところがギャンブル症者は、どんな毒が流れて来ようが、そこに何回も何回も立ち戻るのです。この意味で、ギャンブル脳はミミズの脳より劣っているのです。

二〇〇七年には二十代の息子が両親を殺害し、自宅の庭に埋めて逮捕されています。パチンコ・パチスロで三百万円の借金があり、母親から叱責されて立腹して殺した悲惨極まる事件です。これは一審で懲役三十年でしたが、二審で無期懲役になりました。

とはいえ、今でも人々の記憶に残っている巨額のギャンブルでの損失は、二〇一一年に発覚した大王製紙会長の百六億円でしょう。子会社七社から二十六回金を振り込ませて、マカオのカジノで費消しました。その後、背任事件として逮捕されて、懲役四年の実刑判決を受けて服役します。刑期満了したのは二〇一七年十月ですが、治療を受けた形跡はないので再発はもはや必至です。いくら本人が「ギャンブルはやめた」と豪語していてもです。その証拠に二〇二三年には、韓国のバカラ賭博場にいる姿が見つかっています。

そうです、いったんピクルスになったギャンブル脳は、二度と元のキュウリの脳には戻りません。治療によってギャンブルがとまる回復があるだけです。治療をやめるとまたギャンブルは再開されます。

そして、世界中の人々がギャンブル脳の怖さをまざまざと見せつけられたのは、前述のように二〇二四年四月に米連邦検察から訴追された大谷選手の元通訳です。

違法なスポーツ賭博でこしらえた多額の借金返済のため、大谷選手の口座から約二十六億円を、違法な賭け屋に不正送金していたのです。二〇二一年十二月からの二年間で、合計一万九千回、一日平均二十五回も賭博を繰り返していました。罪状は銀行詐欺と不正な所得申告です。

私自身は、この大事件が報道されたとき、精神科の同僚から「よかったね」と何回も声をかけられました。これまで三十五年以上、ギャンブル脳の恐ろしさを、さまざまな機会をとらえて警鐘を鳴らし、多数の論文と本を書いて来たのに、精神医学会の反応は冷ややかだったのです。ギャンブル症に効く薬はないので、精神科医はこの病気に大して興味を持ちません。悲しいかな精神科医の目には、薬の効かない病気は存在しないのと同じなのです。

元通訳は、ギャンブル症が発覚するまでは世の中の寵児でした。通訳だけでなく、キャッチボールや私生活でも単身者の大谷選手を支え、その能力を大いに発揮できるように援助していました。日本の英語の教科書には、その通訳以上の仕事ぶりを紹介する記事を用意していた出版社もあったほどです。大谷選手が寄せる信頼も絶大なものがあったはずです。このままいけば、生涯の友人として世間から誉め称えられていたでしょう。

しかしその信頼も、将来の栄光も、ギャンブル脳の前には何の価値もないのです。悪事に手を染めれば、どういう将来が待ち受けているかさえも、想像できなくなっています。

この事件ほど、ギャンブル脳の本質を明らかにしてくれた実例はありません。しかもギャンブル脳の実態を世界中に広めてくれたわけですから、同僚たちが「よかったね」と言うように、私自身、悲しい事件ながら、少しは「よかった」面があったと感じています。

これから米国裁判所が元通訳にどういう判決を言い渡すのか、世間は注目しています。私自身は、裁判所がギャンブル症の治療を命じるかどうかに興味を持っています。何年間服役したとしても、刑務所内での治療がなければ、出所後にまたギャンブルが始まるからです。元通訳の四倍の金額をギャンブルに費消した、前述の会長がよい見本です。

ギャンブル規制の歴史

ギャンブル脳が、本人のみならず家庭を壊し、社会をも壊していく事実は、つとに為政者は熟知していました。そんな事件を数多く見ていたからでしょう。

日本の歴史上、最初のギャンブルは双六です。現代のギャンブルと比べると単純極まるものであるにもかかわらず、現在と変わらないギャンブル脳ができ上がっていたのです。


日本で最初の双六禁断令は、『日本書紀』によると持統天皇の三年（六八九）に出されました。次は『続日本紀』によれば、孝謙天皇の天平勝宝六年（七五四）に、双六禁断令が発布されています。奈良の大仏の開眼二年後です。この禁断令の中で今日でも通用する指摘をしています。賭博によって、人は①悪の道に走り、②家業を失い、③孝道にも欠ける、というのです。全く図星で、ギャンブル脳の影響が見事に要約されています。

その後も『平安遺文』を辿ると、紫式部が仕えた彰子中宮の夫である一条天皇が、長徳四年（九九八）に禁止令を発布しています。この一条天皇は優れた人で、家臣や女房たちの奢侈（しゃし）傾向も戒めています。彰子中宮の長子の後一条天皇も、長元八年（一〇三五）に双六禁止を命じました。

東国武士が政権を取った鎌倉幕府の治世では、荒らくれ武士たちがこぞってギャンブルをしたせいか、次々と関東下知状や関東評定事書(ことがき)で賭博を禁止しています。御家人が田地を賭物にするのを嫌ったのです。極めつきは関東御教書(みぎょうしょ)でしょう。「賭博は泥棒の始り」だと、既に謳っているのです。

北条氏が政権を担ってからも、鎌倉幕府追加法で、賭博には指の切断や伊豆への島流しの厳罰を科しています。これらは『吾妻鏡』に記載されています。

室町時代になると、足利氏による建武式目で賭博禁止です。聖徳太子の憲法十七条にならった十七条のうち、早くも第二条に掲げられています。

戦国時代では、それこそ各地の戦国大名が競うようにして賭博禁止を掟にしました。優雅さを装って平仮名で記された伊達氏の塵芥集は、掟が百七十一条ありますが、その百五十五条が賭博禁止です。塵芥集についで長いのは結城氏新法度(はっと)で、そこでも賭博禁止の項目があります。

その他にも列挙すれば、武田信玄の甲州法度、六角氏式目、板倉氏新式目、相良氏法度、吉川氏法度、長曾我部氏掟書、大内氏掟書、今川仮名目録、北条氏綱遺訓、三好氏新加制式などで、博奕禁止が命じられています。

江戸時代の福岡黒田藩の黒田騒動は、二代藩主黒田忠之の乱行とギャンブル好きを諫めるべく、栗山大膳と黒田美作が江戸幕府に訴状を提出した事件です。しかし認められず、栗山大膳は南部藩預りになりました。

その博多の豪商に島井宗室がいます。戦乱で荒廃していた博多の町を、神屋宗湛とともに復興した功労者です。この島井宗室は遺訓十七条を残しました。その第三条に「一生博奕双六は無用候」と記しています。

大坂の豪商鴻池新六も、その家訓で博奕禁止です。商人たちは、家系の中にギャンブル脳を持った者が出ると、家が途絶えてしまうことを骨身に染みて感じていたのでしょう。

その後、明治・大正・昭和と変わっても、賭博禁止の精神は受け継がれていました。これが一変したのは、第二次世界大戦後でした。これについては、次の第四章で述べます。

要するに、精神科の心の病のうち、最古と言えるのがギャンブル症なのです。古代から現代に至るまで続き、しかもその規制のタガがはずれてしまっている今日、ギャンブル症は猖獗を極めています。

第四章　国と官僚の不作為が国を亡ぼす

調査するたびに下がる有病率

日本が世界に冠たるギャンブル王国である事実は、政府もひた隠しにしています。加えて国民がギャンブルに慣らされているために、ギャンブル王国といわれても目くじらを立てません。ギャンブル王国というのは、実はギャンブル地獄の裏返しなのです。この章では、その地獄の実態を多方面から検討します。

国内にどのくらいのギャンブル症者がいるのかを知るのは、国の施策にとっても重要な要素になります。ギャンブル症によって怠業や休職、失職、家庭崩壊、犯罪等、国全体としての損失が出るからです。

この国が算出した有病率と有病者数を追っていくと、不思議な現象が見えてきます。国が調査をするたびに有病率が下がっていくのです。その巧妙さには唖然とします。

これまで長年ギャンブル症の有病率など調査する気のなかった国が、重い腰を上げたのは、二〇〇五年頃です。ギャンブル症者の有病率を出す必要が生じたのです。つまりカジノ解禁のためで、カジノ法を作るとなると、現在ギャンブル症者がどのくらいいるのか把握していないと、四方八方から批判の矢が飛んできます。国内の有病者数も知らないで、何がカジノかという叱責です。

国が厚労省に指示を出しその研究班が、初めて有病率を出したのが、二〇〇八年でした。有病率は五・六パーセント（男九・六、女一・六）で、有病者数は何と六百万人と推定されました。これは大変な数字なので、発表するのに、厚労省も尻込みし、ダンマリを決め込みました。

当時私は、厚労省のギャンブルの研究班の一員でしたから、この衝撃をよく覚えています。その会議で研究班の事務局は、「この数字がひとり歩きするといけないので、口外しないで下さい」と釘を刺したのです。そんな馬鹿な話はない、国民の税金を使っての調査結果だから公にすべきだと私は思い、あちこちの講演で言いふらしました。しかしこの数字が問題視されることはありませんでした。国としては隠蔽に成功したのです。

政府も、陰でこのままでは都合が悪いと感じたのでしょう。次の研究班が調査結果を出したのは、五年後の二〇一三年でした。有病率は四・八パーセント（男八・七、女一・八）であり、翌二〇一四年に厚労省は有病者数五百三十六万人と発表しました。このときは、隠せば逆に非難されると思ったのでしょう。しかし五百三十六万人といえば、北海道の人口と同じです。ギャンブル症者がすべて北海道に集まっていると想像しただけで、空恐ろしくなります。

この数字も一大事で、このままでは困ると国は尻に火がついたのか、次は三年後に再調査の結果を発表しました。有病率はやや下がって、三・六パーセント（男六・七、女〇・六）となり、有病者数は三百二十万人でした。これは静岡県の人口と同じです。ギャンブル症者を一ヵ所に集めると、静岡県になると考えれば、これまた背筋が寒くなります。

下がったといっても有病率の三・六パーセントを欧米諸国と比較すると、米国の二倍、フランスの三倍、英国と韓国の五倍、ドイツの何と十八倍でした。このとき既に、日本が世界随一のギャンブル王国、いやギャンブル地獄であることが明らかになったのです。

この頃、日本国内にパチンコ・パチスロ店が一万一千軒ありました。ローソンが一万三千軒、セブン‐イレブンが二万軒の頃ですから、コンビニ並の普及だったのです。

パチンコ・パチスロなどの機器をＥＧＭ（エレクトロニック・ゲーミング・マシーン）と言います。パチンコは他国にはありませんから、外国はスロット・マシーンやルーレット台を意味します。これが世界に七百七十万台ありました。そのうち日本には四百六十万台あったので、およそ六割が日本に集中していたのです。

この数字を人口で割ると、一位はカリブ海に浮かぶギャンブルの島セント・マーチン島です。十二人に一台です。二位はモナコで二十六人に一台です。そしてなんと三位が日本でした。驚くなかれ二十八人に一台の割合で存在していました。学校のひとクラスに一台、ＥＧＭがある勘定になります。その光景を想像するだけで、身震いしそうです。これこそが日本のギャンブル天国（地獄）の実相です。

これが現在ではどうなっているでしょうか。二〇二二年末の日本の人口は、およそ一億二千五百万人です。パチンコとパチスロの総合計はおよそ三百五十六万台です。そうすると、三十五人に一台の計算になります。やはりこれは今でも世界第三位の地位から下がっていないのではないでしょうか。なぜなら日本が二十八人に一台のとき、第五位のマカオですら四十六人に一台だったのです。

こんな恐るべき数字は、パチンコ・パチスロ業界を管轄している警察庁も、もちろん政界も、国民に知られたくないでしょう。つまり知られては不都合な真実なのです。

ギャンブル症の最新の有病率は、本書の冒頭で触れたように、二・二パーセントです。二〇二一年の厚労省の発表です。このあと、新型コロナ禍で、浸透したのが公営ギャンブルのオンライン化です。これについては後述しますが、現在若者を中心に爆発的にギャンブル症者が増加しています。おそらく有病率は、過去の三・六パーセントや四・八パーセントに逆戻りしているのではないでしょうか。

そうなれば、もう国は今後ギャンブル症の有病率や有病者数は調べなくなるでしょう。重大な国の不作為です。再調査すれば、十七年前の六百万人に逆戻りでしょう。

つい最近、講演のために大阪に行く機会があり、ついでに吉本興業の漫才を見に行きました。多くの人だかりがしていたので、何の騒ぎかと思って、群衆の先を見るとパチンコ・パチスロ店でした。若者と中年男性が今や遅しと開店を待っていたのです。

戦後に続々と誕生した公営ギャンブル

最初に次の格調高い文章を読んで下さい。文章は現代風に改めています。

賭博行為は国民をして怠惰浪費の弊風を生ぜしめ、健康で文化的な社会の基礎を成す勤労の美風を害するばかりでなく、甚だしきは暴行、脅迫、殺傷、強窃盗その他の副次的犯罪を誘発し又は国民経済の機能に重大な障害を与える恐れすらあるのである。

実にギャンブル脳が国家・社会に与える悪影響を、見事に言い尽くした名文です。これは戦後五年の一九五〇年、昭和二十五年十一月の最高裁判例です。最高裁判事たちは、よくぞギャンブル禁止の長い歴史をおさらいしていたと感嘆します。

にもかかわらず、戦後には公営ギャンブルが雨後のタケノコのように誕生します。最高裁の判例など、どこ吹く風の国の施策です。

最初に誕生したのが宝くじで、敗戦のわずか二ヵ月半後の一九四五年にできています。

次が競馬で翌年の一九四六年に、函館で再開されました。その次が一九四八年、競輪が小倉で生まれています。一九五〇年にはオートレースが船橋で開始され、一九五二年には大村で競艇が始まっています。

これら五つの公営ギャンブル設置の目的は、あくまでも戦後復興の為の財源確保でした。しかしもはや戦後とは言い難い戦後八十年になろうというのに、これらのギャンブルは生き残り、益々繁栄しているのです。これこそギャンブルをいったん始めると、国もギャンブル症に陥って、もはややめられなくなるという証拠です。国家そのものがギャンブル脳になっていると考えていいでしょう。

これら公営ギャンブルの甘い汁を見て、乗り遅れまいと思ったのか、開始されたのが、二〇〇一年のスポーツ振興くじです。

ですから今や、わが国は六つの公営ギャンブルが全盛期を迎えているのです。公営ギャンブルに加えて、国と警察庁の不作為でギャンブルではなく遊技と見なされているパチンコ・パチスロがあります。疑う余地がなく日本は、ギャンブル症者にとってギャンブル天国（地獄）なのです。

公営ギャンブルの活況

盛況ぶりを見せている公営ギャンブルのうち、競馬と競艇、競輪、オートレース場が国内に密集している現状を確かめましょう。

中央競馬は十ヵ所、札幌、函館、福島、新潟、中山、東京、中京、京都、阪神、小倉にあります。

地方競馬は十五ヵ所です。帯広、馬産地の日高地方にある門別、盛岡、岩手県奥州市の水沢、浦和、船橋、大井、川崎、金沢、岐阜県の笠松、名古屋、兵庫県尼崎市の園田、姫路、高知、佐賀というように、まんべんなく国中にちりばめられています。

競艇場は二十四ヵ所で、これも国内の要所要所にあります。桐生、戸田、江戸川、平和島、多摩川、浜名湖、蒲郡、常滑、津、三国、びわこ、住之江、尼崎、鳴門、丸亀、児島、宮島、徳山、下関、若松、芦屋、福岡、唐津、大村というように、海岸や川べりの風光明媚な場所を占めています。

そして競輪に至っては、国全体を覆うようにして四十三ヵ所あります。北日本に三、関東に八、南関東に七、中部に七、近畿に五、中国に三、四国に四、九州に六ヵ所です。

オートレース場は五ヵ所、川口、伊勢崎、浜松、山陽、飯塚にあります。

戦後復興のために生まれた公営ギャンブルでありながら、消滅するどころか繁栄を続けている背景には国の不作為があります。国はかつての日本の為政者のように禁制を敷くどころか、今やギャンブルを奨励しているのです。ギャンブル脳の生じる温床は、このようなギャンブルを煽る国策にあると言っても過言ではありません。

これら四種の公営ギャンブルに加えて、宝くじ、スポーツ振興くじが存在するのですから、奨励策はここに極まれりと言っていいでしょう。

パチンコ・パチスロの奇怪

パチンコは日本以外にもあると信じている人は、案外多いものです。生まれたときからパチンコ・パチスロ店が身近にあるので、ついそう思ってしまうのでしょう。これは日本だけに発達してきたギャンブルです。

韓国でも、パチンコに似たメダルチギという機器がありました。しかしそれがギャンブル脳を生み、甚大な被害を及ぼすと分かって、二〇〇六年に全面禁止になりました。国会議員のほぼ全員一致で決まったのです。一方、日本の国会では、そんな動きは全くありません。逆にパチンコ・パチスロ業界から恩恵を受けている、パチンコ・パチスロ議連があるくらいです。

私がギャンブル症の新患百人の調査を初めてしたのは二〇〇五年八月からの二年間です。何のギャンブルにはまっていたかも、もちろん調べました。百人のうちパチンコ＋パチスロが四十三名、パチスロのみが二十二名、パチンコのみが十七名で、合計すると八十二名にのぼっていました。逆にパチンコ・パチスロがらみでない人は、わずか四名しかいませんでした。この四人は律儀にも、宝くじのみ、賭け麻雀だけ、オートレースのみ、花札賭博と野球賭博のみでした。特筆すべきは女性です。百名のうち女性が八名いましたが、全員パチンコ・パチスロでした。

つまりどう少なく見積もっても、当時ギャンブル症の温床は八割がパチンコ・パチスロだったのです。

にもかかわらず、国家公安委員会と警察庁は、これをギャンブルと見なしていません。単なる遊技です。奇怪な施策と言わざるをえず、これが現在まで延々と続いています。

その当時のパチンコ・パチスロや公営ギャンブルを合わせた、ギャンブル産業の売り上げは、国民医療費や自動車産業の総売り上げに相当する三十数兆円でした。恐るべき数字です。

ずっと以前、パチンコ・パチスロは庶民の娯楽でした。それが凶器化したのは、一九八〇年です。大当たりするフィーバーが登場して、ギャンブル脳が陸続と生み出されました。この時期に消費者金融も次々にでき、自己破産者が増えていきます。過熱ぶりに驚いたのは所轄している警察庁です。フィーバー機の設置率を三割までと規制し、出玉数も制限しました。この規制も、見かけ上はパチンコ・パチスロ店側の自主規制としました。警察庁は極力表に出ないようにしています。

しかし一九九〇年からプリペイド・カードが導入され、またまた熱狂ぶりが再燃します。二〇〇三年には、五社以上から借金をしている多重債務者が二百三十万人になり、自己破産者も二十四万人になりました。

このカードシステムの導入は、パチンコ・パチスロ店側の売り上げごまかしを防止するのが目的でした。他方でこれはカード会社にとっては、一大商機だったのです。五千円のカードだと、五十円がカード会社の日本レジャーカードシステムに入ることになっていました。当時パチンコ・パチスロは三十兆円規模の市場でしたから、一年間でカード会社は三千億円の収入になるわけです。この会社の大株主が、三菱商事とＮＴＴデータ、そして警察ＯＢが入っている㈱たいよう共済だったのです。

カードに対応するＣＲ機を導入するのに、パチンコ・パチスロ店側は大きな負担を強いられ、休業や廃業が相次ぎました。朝銀近畿信用組合が破綻したのもこの頃で、投入された三千億円の公的資金も水の泡になりました。

もうひとつＣＲ機は大当りが低く抑制されていたので、客足も減りつつありました。これで警察庁も慌て出しました。パチンコ・パチスロは自分たちの大切な縄張りなので、消滅しては困るのです。

さらに追い打ちをかけたのが、偽造カードの出現です。もちろんこれには暴力団がからんでいました。この大量の偽造カードによって、カード会社には巨額の損失が出ました。

この結果、カード会社もパチンコ・パチスロ店も警察も、三者全員が大きな痛手を喰らったのです。

この解決策は、ひとえにCR機の規制の廃止と、その他の規制の緩和です。大当たりが五回までだったのが、何回でも大当たり可能になりました。換金率も十割という等価交換になります。朝の九時開店で閉店も夜十一時で可とされます。チラシ広告も自由、インターネットでのメール配信も無制限です。

何回でも大当たりが出るということは、大当たりの連続でもいいわけです。つまり負ける時は大損、勝つと大勝ちするという仕組みになったのです。


実はこれ以前に、裏モノが登場していました。不正に大当たりの確率を高め、大当たりの連続も多い台です。これは保安通信協会(保通協)の検定をすり抜けているので、裏モノと称されました。つまり検定を受けたあと、出荷段階でロムを入れ換えたり、中間業者がロムを改変したりする手口です。

こうして一九九〇年代後半には、パチンコ・パチスロ店は本物のギャンブル場と化します。開店の数時間前から店の前には行列ができ、連続の当たりを引き寄せるまでは打ち続けるようになります。完成したギャンブル脳はそうするしかないのです。

パチンコ・パチスロ店側は、これで莫大な利益を得ます。裏モノを摘発する、しないは警察の胸三寸になり、店側としても事前に礼を尽くして見逃してもらいます。消費者金融のアコムや武富士、プロミス、アイフルも繁栄します。

裏モノを駆逐するために、警察は二〇〇二年に奥の手を使います。四号機という射幸性の高い機器を認可したのです。裏モノ同様の「吉宗」や「北斗の拳」がそれで、益々若者が飛びつくようになります。

消費者金融も負けてはおられず、テレビのCMや新聞の広告を増やします。金利が二九パーセントの頃です。

しかし余りの過熱ぶりに世間の批判を恐れたのか、二〇〇六年に警察は四号機の撤去を通告します。

同じ年にグレーゾーンだった金利も廃止され、金利が低い方に統一されるようになり、過払い金の払い戻しが可能になったのです。こうした攻防戦の裏側で暗躍する警察の実態は、世間に知られていません。私に暇があれば小説にしたいくらいです。

ギャンブル脳の重要な培養地になっているパチンコ・パチスロが、ギャンブルではないとする、国家公安委員会と警察庁の見解も奇怪そのものです。ギャンブルでない証拠に、パチンコ・パチスロ店の中で換金がなされていないというのが、当局の理屈です。確かに、換金は別の所でしなければなりません。

パチンコ・パチスロ店は、店の出玉と特殊景品を交換してやります。客は近くにある景品買取所に特殊景品を持って行き、現金化します。景品買取所は、その特殊景品を景品問屋に買い取ってもらいます。景品問屋は古物商であり、通常は複数の店の景品を、この景品問屋が集めています。そして最後には、そこに集まった特殊景品をパチンコ・パチスロ店が買い取って、また最初の状態に戻るのです。

関西の警察官ＯＢが考案したという噂がありますが、実に巧妙なカラクリです。特殊景品は際限なく循環していきます。これがいわゆる三店方式です。この三店方式以外にも、しおりを使って、これを伝票代わりにして、もう一店舗を介在させる四店方式もあります。

こうしてパチンコ・パチスロがギャンブルにあらずという、奇妙な論理が今なお生き続けているのです。

それではなぜ、パチンコ・パチスロがギャンブルとなれば、国家公安委員会や警察庁は具合が悪くなるのでしょうか。遊技である今でさえ、パチンコ・パチスロ業界の用心棒、脱法警察庁と陰口を叩かれています。これが本当のギャンブルになったら、「ギャンブル業界の用心棒」「本物の脱法警察庁」となって、パチンコ・パチスロをなくしてしまうしか方策がなくなってしまいます。これでは困るのです。

パチンコ・パチスロには永遠に存在して欲しい、そのためには遊技であり続けなければならない、というのが国家公安委員会と警察庁の本音でしょう。ここには双方の利権が根深くからんでいるからです。

前にも述べたように、国家公安委員会から型式試験を任されているのが保通協（保安通信協会）です。日本遊技機工業組合（日工組）に加盟するパチンコを製造しているメーカーは、新型を出すたびに保通協の試験を受けます。これが一機種当たり百五十二万円かかります。一方のパチスロを造る業者の集まりは日本電動式遊技機工業協同組合（日電協）です。これも新機種を製造したときは、一機種百八十一万円で検査を受けなければなりません。

そうすると検査を円滑に進めるには、保通協と日工組、日電協の三者が、なあなあの関係にあったほうが望ましく、この三団体は国家公安委員会OBと警察庁OBの重要な働き場になるのが当然でしょう。いわばこれは公務員の不作為に相当します。

もうひとつ、パチンコ・パチスロ店が集まっているのが、全日本遊技事業協同組合連合会（全日遊連）です。ここも警察OBの受け入れ先です。さらに機器製造業者やパチンコ・パチスロ店、景品取扱業者全部の集合体が日本遊技関連事業協会（日遊協）です。活動目的はパチンコ・パチスロ業界の健全・適正化です。ここの会長や副会長は業界の重鎮が占めているものの、その下の重要ポストは国家公安委員会と警察OBの指定席になっています。

こうなれば、この濃密な関係を維持するためには、絶対にパチンコ・パチスロを遊技にしておく必要があるのです。天地がひっくり返ってもギャンブルであってはいけないのです。

それでいて警察庁は、パチンコ・パチスロがギャンブルだとは心の奥底では考えているようです。二〇一六年十二月に成立したのが、カジノを合法化する「統合型リゾート（ＩＲ）推進法」です。これを受けて警察庁は翌二〇一七年に、ギャンブル依存症対策の一環として、風俗営業法施行規則を一部改正して、出玉数を従来の三分の二程度に抑える方針を固めています。この風俗営業法施行規則には、出玉規制基準が定められています。それには一時間の出玉は発射させた玉の三倍未満、十時間では二倍未満と定めているそうで、警察庁はこれを改めようとしたのです。

つまり警察庁は、標準的な遊技時間を四時間程度とみて、純増する出玉が五万円（一玉四円として）を下回るように基準を見直したのです。その理由は、依存症対策の強化には、射幸性を抑えることが不可欠と考えたからでしょう。この考え方でいけば、警察庁がパチンコ・パチスロをギャンブルと見なしていることは、もう明々白々なのです。

見直しの結果、一時間の出玉は、発射した玉の二・二倍未満、四時間で一・五倍未満、十時間で一・三倍未満として射幸性が低くなりました。大当たり一回の出玉の上限も二千四百個（一玉四円換算で九千六百円）から千五百個（同六千円）に減らしています。パチスロも同様の水準です。

射幸性云々を口にするのであれば、潔くギャンブルと認めればいいのに、何とも煮え切らない態度が続いています。警察にとってパチンコ・パチスロは、何としても死守しなければならない橋頭堡のようです。

日本にはマカオが六つある

それでは日本のギャンブルがどのくらいの売上額を誇っているのか、検証しましょう。いずれも二〇二二年の実績です。

国家公安委員会と警察庁がギャンブルとみなしていない、パチンコ・パチスロが断然一位で十四兆六千億円です。

次が競馬で四兆三千四百億円です。内訳は中央競馬が三兆二千七百億円、地方競馬が一兆七百億円です。

その次が競艇の二兆四千百億円、そして競輪の一兆九百億円、オートレースが一千億円です。

さらに宝くじが八千三百億円、スポーツ振興くじが一千百億円です。

これを合計すると二十兆円を超えます。しかしその七割はパチンコ・パチスロが担っていという事実を忘れてはいけません。

参考のためにマカオの売上額は、円に換算すると三兆四千百億円です。

つまり日本には、マカオが六つ存在するのと同じなのです。ギャンブル天国（地獄）の日本だからこそ、日本のギャンブル症の有病率が世界一だという結果が生じているのです。

他方で、わが国の有病者約二百万人が、社会に対してどのくらいの損害を与えているのかを概算してみましょう。米国の試算では、ギャンブル症者ひとり当たりの社会面での損失額は一万ドルです。家庭崩壊や怠業、休業、失職による損失の他に、自己破産から生活保護への転落、離婚後の母子家庭の貧困化、育児・介護でのネグレクト、犯罪被害などが含まれます。

これを日本のギャンブル症者二百万人に当てはめると二百億ドル、つまり三兆円です。三兆円の損失が年々出ていると考えれば、わが国の深刻さが理解できます。

パチンコ・パチスロの売上額はスーパー並

国家公安委員会と警察庁が大事な縄張りにしている、パチンコ・パチスロ店の売上額十四兆円超が、どのような規模なのか他業種と比較してみましょう。二〇二三年度の全国スーパーの売上額は十三兆七千億円でした。つまりパチンコ・パチスロ店の規模はスーパーと同等と言えます。

同じく二〇二三年の全国百貨店の売上額は五兆四千億円です。これと比べても二・七倍になります。

私が細々と書いている小説や本書をありがたくも出版してくれる、出版業界と比較したらどうなるでしょうか。二〇二二年の出版業界の売上額は、電子書籍も含めて一兆六千億円でした。これは年々減少しているので、二〇二三年はもっと少なくなっているはずです。つまり出版業界の売上額は、パチンコ・パチスロによる売上額の十分の一です。

出版というのは、その国の文化の中核を成しています。出版がなくなれば、印刷機械が発明される以前の中世に逆戻りしてしまいます。その文化の規模がパチンコ・パチスロの十分の一になっているというのは、空恐ろしくも情けない現状です。

パチンコ・パチスロ店の最大手はマルハンです。このマルハンの二〇二三年の売上額は一・三兆円です。何と出版業界の売上額と大差ないのです。日本のあらゆる出版社の販売実績が、マルハン一社の売上額とどっこいどっこいというのが、我が国の偽らざる悲しい実像と言えます。

各省が競い合う公営ギャンブル

巨大なパチンコ・パチスロ業界の守護神でもあり、いわば用心棒の役をしているのが国家公安委員会と警察庁です。所轄官庁ですから胴元と言ってもいいでしょう。

では公営ギャンブルの胴元はどこでしょうか。これが案外、国民には周知されていません。知られては不都合な真実の一種です。

最も売上額の多い競馬は、農林水産省の所轄です。次に多い競艇を所轄しているのは、国土交通省です。競輪とオートレースの所轄は、何と経済産業省です。宝くじは総務省の所轄になっています。

そして最も新しい公営ギャンブルであるスポーツ振興くじは、文部科学省が思いついたのです。文科省たるものが、公営ギャンブルの胴元になったのですから、そのなりふり構わない姿に私自身は天を仰ぎました。文科省までがギャンブルに参入したのか、と思ったのです。

このスポーツ振興くじが活況を呈したのは、二〇二二年十一月から開催されたサッカー・ワールドカップ（W杯）のカタール大会でした。この年の九月に販売を始めたのがWINNERで、サッカーのJリーグとバスケットボール男子のBリーグを対象にしていました。これがW杯の全六十四試合を対象にして、ひと口二百円で売り出したのです。W杯での最大の見せ場は、日本が見事な逆転勝利をしたスペイン戦でした。この一試合だけで売上が一億八千万円にもなったのです。

この試合では販売数が約九十五万口もありました。この全体の半数以上がスペインの勝利を予想し、日本の勝利は三割、引き分けは二割です。日本の「2－1」での勝利予想のオッズは六・〇倍だったので、払戻金は一口千二百円にもなったのです。

こうして今や一千億円規模の大きさに成長したスポーツ振興くじですが、実際にスポーツ振興に回されるのは一二パーセント程度です。この百二十億円のために、日本中の若者を中心にギャンブルを煽るのは、本来の文科省の仕事ではありません。忘れてならないのは、ギャンブル脳によって生じる国全体としての損失が三兆円にものぼるという事実です。

このように日本の公営ギャンブルは、農水省、国交省、経産省、総務省、文科省が競い合って運営しています。しかし毎年生産されるギャンブル脳の治療を所轄するのは、これら五つの省ではありません。ギャンブルの害など、全く気にする必要もなく、自らのギャンブルの拡大に猛進すればいいのです。あとは知ったことか、という態度を貫けます。

一方、ギャンブル症者の治療に関与すべきなのは厚生労働省です。しかし関与したとしても、病気の発生源になっているそれらの省や、国家公安委員会と警察庁にものを言う権限などありません。傍観するしかないのです。つまり誰もストップをかけられないのです。

ここに新たな参入者となりかねないのがカジノです。これに関しては次の第五章で詳しく述べますが、カジノを所轄するのは内閣府と国交省とされています。ギャンブル市場に内閣府までが首を突っ込んでくるのは、やはりうま味があるからでしょう。内閣府がギャンブルの当事者になったとき、日本にはもうギャンブルに規制をかけられるような部署はなくなります。

現在ギャンブル脳を産生する馬車を引っ張っているのは、農水省、国交省、経産省、総務省、文科省、警察庁という馬であり、さらにここに内閣府という馬も加わろうとしています。各馬とも進むのに懸命ですから、馬車の速度は相当なものです。しかし馬車の手綱を握る御者はいないのです。馬車はやみくもに暴走するしかありません。

私は将来、国全体のギャンブルを統制する、超越した部局が必要だろうと思います。公正取引委員会のような組織でもいいでしょう。こうした独立した機関が設置されない限り、官僚の不作為いや暴走は続くでしょう。その暴走の先にあるのは、たがが外れてしまった国家でしょう。

骨抜きの「ギャンブル等依存症対策基本法」

おそらく、二〇一四年に発表されたギャンブル症の有病者数五百三十六万人、さらに二〇一七年発表の同じく三百二十万人に触発されたのでしょうか、二〇一八年に「ギャンブル等依存症対策基本法」が施行されました。

将来のカジノ解禁に向けて、先手を打つという魂胆もあったのでしょう。こうした法律を前以て作っておかなければ、カジノ解禁が向かい風にあうという下心もあったはずです。

この法律でまず目をひくのが「等」の一文字です。ちなみにアルコール依存症に対する法律は、二〇一四年に施行された「アルコール健康障害対策基本法」です。どこにも「等」ははいっていません。

実はこの「等」の一文字に、国家公安委員会と警察庁の執念がこもっていると、私は見ています。どうしても「パチンコ・パチスロ」の文字を入れたくなかったのです。その涙ぐましさは、頭隠して尻隠さずと同じで滑稽にさえ見えます。

とはいえ、この法律の第二条での「定義」では、ギャンブル等とは「公営競技、ぱちんこ屋に係る遊技その他の射幸行為をいう」としています。「ぱちんこ屋」もはいっているのです。やはり涙ぐましい歯ぎしりしながらの努力です。

この法律の目的は大別して二つあります。ひとつは、「国、地方公共団体等の責務を明らかにする」ことです。二つ目は、「対策を総合的かつ計画的に推進し、もって国民の健全な生活の確保を図るとともに、国民が安心して暮らすことのできる社会の実現に寄与すること」です。

そして第五条に国の責務として、国は「ギャンブル等依存症対策を総合的に策定し、及び実施する責務を有する」と明記されています。

こうして各都道府県が命じられたのが、「ギャンブル等依存症対策推進計画」です。私の住む福岡県でも、この下命に従って、「ギャンブル等依存症対策連携会議」が設置されました。

最初の会議が開かれたのは、二〇二〇年の三月九日でした。メンバーは、医師会からひとり、精神科の医師が四人、その他に弁護士会、司法書士会、全国ギャンブル依存症家族の会、ギャンブル依存症問題を考える会、民間支援機関のジャパンマック福岡、から各ひとり参加していました。私は四人の精神科医師のうち、福岡県精神神経科診療所協会を代表しての出席です。

警察からは生活保安課の課長、ギャンブル事業者からは、北九州市の競輪事業課の課長、福岡市のボートレース事業部からは課長、飯塚市の公営競技事業所からは副所長が参加していました。さらにパチンコ・パチスロ側からの代表としては、福岡県遊技業協同組合の専務理事の出席がありました。

話し合われたのは、相談体制の整備、人材育成、治療機関の充実でした。しかし私は会議の間中、公営ギャンブルやパチンコ・パチスロのメディアでの宣伝を、このまま放置していいのかな、と思っていました。つまりギャンブル脳を産出する場の拡大を図りつつ、一方で対策を練っても効果は出ないのではないか、と疑問を呈したのです。

これに対して、公営ギャンブルとパチンコ・パチスロの側からは、来場者に対して相談窓口や自助グループの情報を提供する旨の回答があっただけでした。テレビＣＭ、新聞広告、チラシの制限など言語道断という態度だったのです。

考えてみれば、天地がひっくり返っても、対策連携会議にそんな、もの申す権限などないのです。ただ業界に頭を下げて対策をお願いするだけの機関なのです。

その後も会議は続けられましたが、徒労感が積もるだけでした。要するにこの法律に定められている「国の責務」の中には、ギャンブルを縮小するという施策は全く含まれていないのです。

新型コロナ禍で急激に進んだオンライン化

この法令制定のあと、国が自分の「責務」を放棄して、自らが管轄する公営ギャンブルを拡大する好機が訪れました。新型コロナの蔓延です。

二〇二〇年三月十一日にWHOがパンデミックを宣言し、二十四日にオリンピック・パラリンピックの一年延期が決定されます。四月七日に七都府県に緊急事態宣言が発令され、十七日には一世帯に二枚のアベノマスクの配布が始まりました。翌年二月からは医療従事者へのワクチン接種が開始され、東京五輪が開幕したのが七月二十三日です。

この間、ずっと叫ばれ続けたのが、三密の回避でした。換気の悪い密閉空間、人が集まる密集場所、人と人が会話や会食をする密接がいけないという予防策です。

これらの密閉・密集・密接は、公営ギャンブルとパチンコ・パチスロには大方当てはまります。そこでこの回避を奇貨として、ギャンブルのオンライン化が浸透しました。オンラインであれば三密を全く必要としません。

そしてこのオンライン化が、公営ギャンブルの酸素マスクになったのです。最もそれが顕著だったのは競艇でしょう。二〇一九年度の売上額が、一兆五千四百億円だったのに対して、二〇二一年一月末の時点で早くも一兆七千億円に達したのです。このうち電話投票が一兆三千億円ですから、何と四分の三が、ネットで舟券が買える電話投票によるものでした。

味をしめた他の公営ギャンブルも、次々と同じ戦略を取り始めて、公営ギャンブルはあっという間に様変わりしたのです。

二〇二三年になると、ほとんどの公営ギャンブルで、売上額の八割ほどがオンラインに頼るようになってしまいます。例えば中央競馬の八三パーセント、地方競馬の九〇パーセントはオンラインです。競艇、競輪、オートレースも軒並み八割に及んでいます。宝くじやスポーツ振興くじも同様です。

これがいかに異常事態であるのかは、ギャンブルの利便性を決める二つの要素を考慮すれば納得できます。アクセス（accessibility）と手軽さ（availability）です。ギャンブル場に赴くアクセスに困難が伴えば、誰も行きません。私の診療所は私鉄駅のすぐ脇なので、よくシャトルバスが停まっていました。芦屋ボートに行く客を運んでいたのです。競艇はもともと海や湖、河の近くにあるので、交通の便はあまりよくありません。それで競艇場が貸切バスをシャトルバスに仕立てていたのです。しかしその光景はもうありません。オンラインによってアクセスがよくなったのです。

手軽さは、言うまでもなく身近でギャンブルができるかどうかです。スマホやインターネットによるギャンブルは、手軽さの最たるものです。しかも二十四時間可能ですから、夜寝る前でも、朝起きてすぐでも、あるいは勤務中でもギャンブルが可能です。生徒たちにギャンブルの恐ろしさを説く校長先生ですら、校長室にいてギャンブルができるのです。

思い出すのは二十数年前に、精神医療の学会で行ったモナコです。物見遊山でカジノに行こうとしたのですが、場所も不便で、近くに行っても、広告塔さえもないのです。昔の質屋と同じで、ひっそりやっていますといった風情でした。これがモナコ公国の方針だったのでしょう。

オンラインでの公営ギャンブルができるようになった現在、増え出したのが若年層のギャンブル症です。オンラインのアクセスのよさと手軽さが、多くの若者を引きつけるのです。しかも自らがいくら費消したかの自覚がないまま、ギャンブルを続けるので、すぐに深みにはまりギャンブル脳と化します。はっと気がつくと多額の借金があり、その解決策として若者が闇バイトに飛びつくのも道理でしょう。私は闇バイトの温床はギャンブルだと思っています。

公営ギャンブルがこうしてギャンブル症者を増やし、特に若者を引き込んでいるのに、先述した「ギャンブル等依存症対策基本法」は、何ら打つ手を持っていません。手をこまねいて見ているだけです。

私が会議に出席して痛感した徒労感は、やはり核心をついていたのです。この法律も将来は死文化するでしょう。

増える中学生のスマホゲームでの課金

オンラインギャンブルが、ギャンブル症の低年齢化を助長している一方で、増えているのが未成年者、特に中学生のスマホゲームによる課金です。

学習塾の「明光義塾」を運営する明光ネットワークジャパンの調査によると、スマホで課金サービスを利用した経験のある中学生は二二・四パーセントです。その八割がゲーム目的だったといいます。

今やゲーム依存は大人を含めて、小・中・高生の間で大きな問題になっています。ゲームそのものが、容易に抜け出せないように設計されているため、やめられなくなります。これがゲーム依存で、その有病者数はギャンブル症よりも多いはずです。しかもそこに課金がからむと、ギャンブル化します。そしてでき上がるのがゲーム脳です。

ゲーム脳からギャンブル脳へは、オンラインが主流になってしまった今日、もはや地続きとなっています。ギャンブル脳の発生は二十歳前後ではなく、もっともっと低年齢化していくでしょう。怖るべき時代に突入しています。

日本も狙っているスポーツ賭博の解禁

大リーグ大谷選手の元通訳が耽溺していたのは、スポーツ賭博でした。大リーグ機構は百年前から賭博を禁止していて、一九八九年にはピート・ローズ選手を永久追放処分にしています。歴代最多の四千二百五十六本の安打を放った大選手が、野球賭博に関与していたからです。

これに懲りて米国で制定されたのが、スポーツ賭博を違法とするプロ・アマスポーツ保護法で、一九九二年でした。ところが二〇一八年に連邦最高裁がこの法律を違憲だとして、スポーツ賭博を認めるかどうかは州の判断に任されたのです。現在は全米五十州のうち三十八州で合法化されています。合法化した州では、毎年二千億円の税収があるといいます。

とはいえ、合法化した州では、規制当局が置かれていて、対象になるスポーツとその内容も指定されています。事業者もライセンスを取らなくてはなりません。

元通訳をカモにしていたのは、このライセンスを持たない違法なブックメーカー（賭け屋）です。こうなると違法賭博になります。

もともとスポーツ賭博が注目され出したのは、二〇〇五年に英国でオンラインでのカジノ賭博が解禁されたのがきっかけです。オンラインですから、英国以外の外国人もアクセスできます。これによってヨーロッパ各国で、合法化の流れが一気に加速します。英国にだけ稼いでもらっては困るという理由からです。これによって各国が、税収を自国のものとして確保できます。

もはやスポーツ賭博が合法化されていないのは、アジアの国々だけでしょう。主要な先進国では日本が貴重な存在です。

合法化すれば、数兆円にのぼる市場規模になるはずなので、日本の政治家の中には、このスポーツ賭博を解禁しようとする動きがあります。既に日本国内のスポーツが海外の賭けの対象になっていて、その金額は五兆円に達しているというのが理由です。また、主要七ヵ国（G7）で、スポーツ賭博の合法化を進めていないのは日本だけだという焦りもあるようです。

しかし、スポーツ賭博は、元通訳の例を見ても、射幸性が比較にならないほど強く、賭け金も大きくなります。その回数たるや、前述したように一日平均二十五回ですから、ギャンブル脳の重篤さが分かります。公営ギャンブルの比ではないのです。

しかも若者が飛びつきやすく、スマホで同時に何種類でも賭けられます。パチンコ・パチスロに公営ギャンブル六種類が既に縄張りを拡大している中に、スポーツ賭博までも解禁すれば、国そのものがセント・マーチン島化していくでしょう。

見て見ぬふりのオンライン・カジノ

日本では海外のオンライン・カジノに接続して賭けるのは、違法です。しかしこの違法行為で逮捕された例は稀です。確かに海外のカジノサイトの利用を取り締まるのは容易ではありません。しかし日本国内に決済業者が存在するのが普通で、そのおかげで海外のサイトを利用できるのです。この国内で加担して手を貸した業者にも、逮捕者は出ていません。つまり海外のオンライン・カジノ賭博を、警察庁は見て見ぬふりをしているのです。

その理由として、いずれ日本政府がオンライン・カジノを開設する魂胆があるのではないかと、私は勘ぐっています。今、泳がせていれば、オンライン・カジノを合法化したときに、いとも簡単に賭博客を呼び込めるからです。

ギャンブル脳の怖さを知らない為政者は、ギャンブルによる収益ばかり口にします。その陰で生じる社会的な損失を知れば、スポーツ賭博の解禁にしても、オンライン・カジノの合法化にしても、絶対に首を縦に振らないはずです。

今後は私たち国民が、国のやり口を厳しい眼で見つめなければなりません。

第五章　ギャンブルと日本人

今だけ、金だけ、自分だけのカジノ解禁

スポーツ賭博の解禁やオンライン・カジノの合法化でも分かるように、日本人の考え方の特徴は、「舟に乗り遅れるな」と「経済優先」です。そこには全体を見渡す広い視野もなく、歴史から学ぶという視点もありません。かつて日本がエコノミック・アニマルと言われた通りであり、あと先を考えない刹那主義に今でも染まり切っています。言うなれば、ギャンブル脳の三だけ主義のうち「今だけ」「金だけ」なのです。もうひとつ「自分だけ」というのも揃っているのかもしれません。

何となれば、日本でカジノ解禁の風潮が生まれたのも、カジノによって自分の地方を潤おそうという「自分だけ」の発想だったからです。

日本に存在していないカジノを解禁しようという発想は、二十一世紀にはいろうとす

る一九九九年に、突如として出現しました。石原慎太郎都知事による「東京都カジノ構想」です。これは、あと先を考えない東京都の収益を見込んでの「金だけ」「自分だけ」の着想でした。

三年後の二〇〇二年に、自分もその利益に浴しようと手を挙げたのが、荒川区と大阪府、宮崎県、岐阜県、石川県加賀市でした。「カジノ特区」を申請したのです。翌年、「第一回日本カジノ創設サミット」がさっそく開催されています。乗り遅れてはならないとする、「今だけ」主義の首長たちが集まったのです。

同じ年の二〇〇三年には、さっそく「今だけ」を狙っての「地方自治体カジノ研究会」も発足しています。都知事が花火を打ち上げてからわずか四年の間に、構想は全国に広がったのです。

そして二〇一〇年、カジノができれば新規の政治献金が見込めると思った議員たち七十四人が鳩首します。超党派議員から成るＩＲ（統合型リゾート）議員連盟が結成されます。その後、これには二百人以上の議員が参加し、二〇一三年には最高顧問の一人に安倍首相が就任します。不参加は社民党と共産党の議員のみでした。

安倍首相は、このときパチンコ・パチスロ機メーカーのセガサミーの会長とは懇意であり、息子と娘の結婚式にも出席する仲でした。

このIRという用語そのものに、胡散臭さがありました。カジノ施設の他に国際会議場やホテル、レクレーション施設、展示施設、ショッピングモール、劇場、シネマコンプレックスを含んだ複合施設を意味します。IRにも、統合型リゾートという呼称のどこにも、カジノという言葉は見えません。これも、「ギャンブル等依存症」の「等」でパチンコ・パチスロを覆い隠した、国家公安委員会と警察庁の手口と同じです。

もうひとつ、このIRは民間事業者が運営します。つまり、江戸時代でいえばヤクザに賭場と旅籠を任せるのと同じなのです。公営ギャンブルやパチンコ・パチスロには、まがりなりにも所轄する省庁がありました。しかしIRの中のカジノには所轄する役所はなく、内閣府が関与するのみです。国交省の関与はつけ足しです。関与ですから大きな口は利けません。ただ裏金に等しい何かの利益を独占するだけでしょう。それでもうまい汁になります。

そのうまい汁を狙ったのが、日本維新の会でした。橋下大阪府知事が、「大阪は汚い物を含め、何でも引き受ける」と発言したのを覚えています。その後、二〇一三年に、カジノ解禁の法案を提出しました。

しかし二〇一四、二〇一五年と、いずれも法案は採択されず、廃案になりました。とはいえ、日本維新の会のカジノへの執念は消えません。虎視眈々と、ほとぼりが冷めるのを待っていたのです。いったん走り出すと、もう止まらないのが日本人の特徴で、引き返せません。


一方で安倍首相も諦めてはいませんでした。大統領に当選したばかりのトランプ氏に会いに行ったのが、二〇一六年十一月十七日です。大統領に就任する前です。そのあとすぐトランプ氏をトランプタワーに訪ねたのが、ソフトバンクの孫正義社長でした。不思議なことがあるものだなと感じたのはそのときです。

実は孫社長はトランプ氏の恩人だったのです。トランプ氏はかつて米東海岸で、友人のユダヤ人シェルドン・アデルソン氏と同じくカジノ・ホテルを経営していました。しかし不況で倒産寸前のところを、二人とも孫社長に金銭面で助けられたのです。

これで二人は命長らえて、アデルソン氏はマカオやシンガポールでカジノを経営して大成功を収めます。イスラエルでも無料の日刊紙を発行し、旧友のトランプ大統領の大口献金者になります。

ですからトランプタワーでの会談で、トランプ氏は安倍首相に、「カジノがないのは先進国で日本ぐらいだ。世界の百二十ヵ国以上が認めている。造りなさい。親友のカジノ王を紹介するから」くらいはもちかけたはずです。

安倍首相はすぐにカジノ法案を提出、衆議院の内閣委員会で審議が開始されたのが十一月三十日でした。審議時間六時間で十二月二日に可決され、十二月六日に衆議院本会議に回されます。これは臨時国会の延長によるもので、すんなり通過します。すぐに参院に送られ、十二月十五日の未明に衆院本会議で可決されます。それまで度々廃案になってきたことを考えれば、法案提出からわずか二週間という電光石火の早業でした。

カジノ解禁は、日本の歴史が始まって以来の大きな政策変更でした。つまり国家の理念の変更なのです。というのも先に述べたように、カジノは民間に丸投げした賭博であり、歴史上長く保持してきた政策をひっくり返すものなのです。にもかかわらず、たったの二週間の議論だけでの転換で、有識者会議さえも作られなかったのです。これこそ

「今だけ」主義の発露です。

ＩＲ実施法が国会に提出されたのは、それから一年半後の二〇一八年四月二十七日です。さすがに建国以来初めてのカジノ解禁ですから反対意見も続出して、なかなか決着がつきませんでした。再び廃案になるのを恐れた自民党と公明党そして日本維新の会によって、七月二十日に強行採択されました。

このとき賛成した公明党に対して、私自身は、日蓮上人も泣いているだろうなと思ったものです。ギャンブルなど、日蓮上人にとっては罪であり謗法（ほうぼう）のはずだからです。

翌二〇一九年四月にはＩＲ施行令が発布され、二〇二〇年一月七日にはカジノ管理委員会が設置されました。事務局は九十五人体制であり、年間二十五億円の予算が組まれたのです。安倍首相のトランプ氏訪問から四年も経たない早業でした。あと先を考えない「今だけ」、収益だけを目指す「金だけ」、そして自分たちだけが得をすればよいという「自分だけ」の見本だったのです。国民は全く蚊帳の外に置かれたままでした。

あれよあれよという間の、手品じみた動きだったので、この施行令の内容も周知されないままでした。いかに不合理な中味なのか確かめましょう。

まず二十四時間の三百六十五日営業です。つまりカジノは休みません。いつでも開いています。次に事業者は、客に資金の貸しつけができる特定資金貸付業務が認められています。つまりパチンコ・パチスロ店にATM機が設置されているのと同じで、客はツケでいくらでも現金が引き出せます。

ギャンブル症の予防として、おためごかしに設置されているのが、週三回、月十回の入場制限です。そうはいっても、連続三日間七十二時間はギャンブル場に入り浸り可能です。これでギャンブル脳ができ上がる可能性は、大いにあります。

大問題なのは、射幸性の制限もなく、賭け金の上限額もないことで、事業者を大いに喜ばす内容になっています。

次にIR全体に占めるカジノの面積ですが、三パーセント以下と定められているのみで、広さの上限はありません。IRが広ければ、カジノの敷地も広くなります。

こうした後ろめたい内容を隠すためか、政府はカジノ解禁の理由として三つの利点を公言しました。経済効果と雇用創出、そしてギャンブル等依存症対策費の捻出です。この雇用創出の見通しとして、ディーラーが二千人、他を含めて五千人の雇用ができると計算しています。これらが本当に実現するのか、他国の例を見てみると実状が判明します。

トランプ氏がかつて逃げるようにしてカジノ・ホテルを畳んだ、米国東海岸ニュージャージー州のアトランティック・シティの例を取り上げます。

年間三千万人を見込んでいた客は、実際はその六分の一の五百万人でした。反対に増加したのは、犯罪率、児童虐待、青少年の逮捕、ホームレス、自己破産、乳幼児死亡率、十代の妊娠とエイズだったのです。

このホームレスに関しては、日本も他人事ではありません。貧困者を支援して自立に導く運動をしているビッグイシューが、二〇一九年頃にホームレスの調査をしたことがあります。するとその四割がギャンブル症によるホームレスへの転落だったのです。

軒並み悪いことのみが急増した中で、唯一減少したものがありました。それはカジノ周辺からの商店の撤退で、商店街もシャッターが下りた所ばかりになったのです。こうした景気の停滞の中で、増えたのは市の出費でした。道路の整備や上水道の設置、治安維持のための費用、消防の充実のための出費などがそうです。

もうひとつの先例は、韓国です。二〇〇〇年当時、韓国には六つの公営ギャンブル（競馬・競艇・競輪・闘牛・宝くじ・体育振興投票券）とカジノが承認されていました。カジノは国内十七ヵ所に設置され、うち一ヵ所、江原ランドだけに自国民の入場が許されるカジノがあります。江原地区はかつて三百六十三の炭鉱で繁栄していたのですが、相次ぐ閉山で廃れたため、カジノ誘致に合意したのです。それが一九九五年でした。

自国民が入場できるのは唯一ここだけだったので、年間売上額が伸び、やがて円にして一千二百億円に達しました。江原ランドだけで他の十六ヵ所の合計を凌ぐ額でした。これは、カジノには自国民を入れない限り、営業は成り立たないという証拠でもあります。

しかし次第に悪影響が表面化してきます。まず自殺者が増え、環境が悪化しました。周辺に金融業者が集まり、質屋も増え、ホームレスが目立つようになります。地元の農家も、カジノやホテルの野菜購入を当てにしていたのが期待はずれでした。ホテルは地元産の野菜や果物を使わず、よそから安く購入するからです。

観光都市になるのを夢見ていたのが逆になり、住民は出て行き、若い世帯は全く住みつかなくなった結果、六万人あった人口も一万二千人までに減ったのです。

今では江原ランドを有する地元の人たちは、カジノを誘致したことを後悔して、廃止を目標としているようです。しかしこれがまた難しいのです。撤退させても、壊すのに費用はかかるし、その跡地に何が来てくれるかというと、その可能性もないのです。

さらにもうひとつ、カジノに伴う負の側面に苦労している国にシンガポールがあります。シンガポールは東京二十三区と同程度の面積で、そこに五百五十万人が住んでいます。ＩＲが設置されたのは二〇一〇年です。カジノは二ヵ所にあり、ひとつはマリーナ・ベイ・サンズで、前述したシェルドン・アデルソン氏の会社が運営しています。もうひとつはセントーサにあります。

シンガポール政府は、カジノ管理法を制定し、カジノ規制庁を新設したうえに、国家賭博問題対策協議会も設けています。そんなシンガポールでもＮＰＯ法人のワン・ホープ・センターによれば、国内にカジノができて、ギャンブルを間近に見ることができるようになり、大きな懸念が生じています。未成年者の飲酒が三倍、喫煙が四倍、危険ドラッグ使用が二倍、非行が三倍、警察による補導が四倍に増加しているのです。さらにマリファナやコカイン、ヘロインなどの麻薬関連事件も増えていると言います。

かつて橋下徹知事は、「汚いものは大阪が全部引き受ける」と豪語しましたが、それは私見であり、市民は誰ひとりそう思っていないはずです。カジノに付随するこのような陰の部分を知れば、すぐにでも異議申し立てをするでしょう。

安倍首相も「クリーンなカジノにする」とうそぶきましたが、先例に目をつぶった根拠のない発言なのです。

もうひとつだまされていけないのは、前にも触れたように、ＩＲという用語です。ホテルや国際会議場、劇場、レジャー施設、ショッピングモールなどが付設された統合型リゾートと称しているものの、シンガポールではＩＲ全体の売上額の八割以上がカジノによるものなのです。言うなれば他の施設はおためごかしと言えます。

大谷翔平選手の元通訳の銀行詐欺事件で明らかにされたのが、スポーツ賭博の違法ブックメーカーがしていたマネーロンダリングでした。韓国とシンガポールの例では、この資金洗浄については触れませんでした。マネーロンダリングとは、不法な手段で得た資金を、高級ブランド製品を購入して国外に持ち出したり、銀行に預けたりして、出所を不明にして、合法的な資金に変える方法です。これにカジノでのギャンブルが利用されやすいのです。現金をチップに換えるだけで、不正な資金は、正常なギャンブルのチップに様変わりするので、最も簡便な資金洗浄です。あとはカジノで大勝ちをしたといって、新たな現金を入手すれば事足ります。カジノ内をすべてキャッシュレスにすればいいのでしょうが、これでは臨場感が薄れて客足は遠のくでしょう。

監視がむずかしいので、カジノに資金洗浄はつきものと言えます。収賄のときも、現金をチップに換えてギャンブルをさせ、それで勝った金だとすれば、収賄の足跡は消えるので、政治家には貴重な場所なのです。

にもかかわらず、二〇二〇年の東京五輪開催を前にして、動き出した機運が、我が地へのカジノ誘致でした。二百名を超す超党派の議員たちもこれに同調し、地方自治体の首長二十人前後が、カジノを自分の自治体へと秋波を送り出したのです。まさにカジノ狂騒曲の開演でした。「カジノが地方を再生する」という合唱も聞こえてきそうな勢いです。まさに「金だけ」と「自分だけ」のコーラスです。

とはいえ、地元住民の反応は冷ややかだったのでしょう。東京五輪が新型コロナ禍で一年延期が決まる頃には、誘致に手を挙げる自治体は絞られてきました。菅官房長官のお膝元の横浜、二階幹事長の地盤の和歌山、そして日本維新の会が牛耳る大阪、ハウステンボスのある長崎です。

しかし横浜では、カジノ反対派の市長が誕生して、誘致は立ち消えになります。賢明な民意が勝ったのです。和歌山も県議会が誘致案を否決し、撤退を表明します。もともと九十万人の人口の和歌山県に、カジノなど無理な話だったのです。利益に目がくらんだのは政治家のほうでした。

カジノ・オーストリア・インターナショナル・ジャパンを中核事業者として当てにしていた長崎は、来場者数八百四十万人、県内の経済効果は年間三千二百億円と見積もっていました。建設候補地は佐世保市にあるハウステンボスです。ところが資金調達先のひとつ、金融大手クレディ・スイスが経営危機に陥って、他行に買収されてしまいます。これで先行きは不透明になり、二〇二三年十二月、政府は不認定の結論を下しました。言わずもがなの判断でしょう。

逆に二〇二三年四月に、正式に認定されて、結局残ったのは大阪のみになりました。

市民の意見が賛成と反対で拮抗する中で、「金だけ」主義の関西経済同友会の強力な後押しが、奏功したようです。しかし政府の認可そのものも、夢に基づいた代物のように私には感じられます。

建設される場所は、ゴミを埋め立てた人工島夢洲（ゆめしま）です。あの空地を放置する手はないという発想もあったのでしょう。ＩＲの広さは東京ディズニーランドに匹敵します。事業者にはＭＧＭとオリックスが参入し、年間二千万人の来場を見込みました。何と日本の人口の二割です。ＩＲ全体の総売上額は五千二百億円、うちカジノの売上は四千二百億と予想しました。大阪府・市の収入としては、事業者からの納付金と入場料で、千六十億円が見込めるとしたのです。果たして、これは理に適った判断でしょうか。

この計画に潜む数多くの問題点こそ、日本人の「今だけ」主義の浅慮を浮き彫りにしてくれます。それをひとつずつ俎上にのせて検討しましょう。

最大の問題点は、事業者である米国ＭＧＭリゾーツ・インターナショナルの日本法人とオリックスが、いつでもこのＩＲから撤退できるという規約です。逃げられては、夢が本当に夢になってしまうので、大阪府と大阪市は金玉を握られたままで、事業者の要望を聞き入れ続けなければなりません。あるものが不足していると相手が言えば、はい左様でと答えて用立てするのです。確かに二〇二四年九月、カジノ施設を運営・整備する「大阪ＩＲ株式会社」は、この解除権を放棄すると発表しました。しかしこの先必ず紆余曲折があるはずです。

ＩＲの建設と運営資金は事業者が担います。自治体は土地を貸し出すだけです。一見すると、自治体にとって濡れ手に粟のように見えます。近畿圏だけで、一年間の経済波及効果が一兆一千四百億円と予想しているので、なおさらです。「金だけ」主義にとっては、大した公費もいらないので、本当に夢のような話です。しかしここに落とし穴があります。

二〇二〇年になって、ＭＧＭとオリックスの調査で、夢洲の液状化リスクが判明しました。もとはゴミの島ですから、この問題があるのは当然です。大阪市は事業者の求めに応じて、地盤対策費八百億円弱を負担することを決定しました。「土地を使いやすいように整備するのは貸す側の義務」だからです。この土壌汚染の問題も、二〇二四年になってメタンガスが噴き出して火がつき、大騒ぎになりました。建設が始まれば、あちこちからガスが噴出するはずです。ガス抜きの穴を掘り、煙突でも建てるつもりでしょうか。

さらに今後は、地震での津波対策として、高い防潮堤か防波堤を造る必要もあるかもしれません。地盤沈下対策も頭を悩ます問題です。大阪府と大阪市は事業者から足元を見られているわけで、事業者は優位に交渉を進められます。そうなれば公費支出に歯止めがかからなくなり、負担はさらに増えていきます。

第二の問題点は、IRの規模の大きさです。事業者側はカジノの他にVIP向けの高級ホテルを含む三つのホテルを建て、客室数は合計二千五百室としています。最大六千人以上を収容できる国際会議場も併設する予定です。

IRは、そもそもカジノで集客を目指しています。観光のための客であれば、宿泊地は今でも他にいくらでもあります。わざわざ夢洲を選ばなくてもいいのです。

もともとMGMは、インターネットによるスポーツ賭博をはじめとする、オンライン・カジノに力を入れている事業者です。カジノ産業自体も今後はオンラインが主体になっていくのは必至です。箱物のカジノは手がかかるだけなので、事業者が撤退する可能性もあります。

そもそも事業者にとって最大の負担は、リニューアル、設備の更新です。東京ディズニーランドが一九八三年の開園以来、年々集客数を増やしているのは、設備を数年毎に更新し、新たな施設を増設しているからです。カジノを含むＩＲにしても、古いままだとすぐに客に飽きられて、集客力が落ちていきます。ＭＧＭとオリックスに、そうした資金上の体力が果たしてあるでしょうか。なければ、将来潔く撤退を決めるでしょう。

この撤退を止める権利は、大阪府と大阪市にはないので、夢洲は廃墟になります。困るのは土地を貸している側です。その足元を見た事業者が、施設更新のための公費出費を依頼してこないとも限らないのです。

一方で、国際会議自体も現在ではオンラインとのハイブリッドが主流で、現場に集まるのは数百人規模です。六千人も集まる会議が必要になるのは、年に数回ではないでしょうか。巨大会議場は、全くの時代錯誤なのです。

最後に肝腎のギャンブル症対策です。三だけ主義のカジノ解禁ですから、これはほんのつけ足しでしか論じられていません。

カジノの年間来場者数二千万人のうち、日本人入場者は七割と見込まれているので、約千四百万人が日本人です。ひと月にすると、百十七万人です。一日換算で約四万人の入場者になります。あっと驚くような数字ではありませんか。私の住む福岡県中間市の人口が四万人弱なので、この市民全員が毎日カジノに通う光景を想像するだけで、これは現実には起こり得ないと判断できます。

それはそれとして、カジノに入り浸らないように、日本人客の入場料は六千円です。入場は週三回、月十回に制限されます。

その一方で、大阪府では二〇二二年十月に、ギャンブル依存症対策を推進する条例を制定しました。依存症患者の相談から治療までを一ヵ所で対応する、「大阪依存症センター」と称するような施設を整備するそうです。しかしこれらの対策は、前に述べたように、「ギャンブル等依存症対策基本法」に従がって、もうすべての都道府県が実施している事柄です。今更、胸を張って言うようなものではないでしょう。

一ヵ所で治療と相談に応じると、簡単に言いますが、そこで働く人材はそう簡単には育成できません。育成できたとしても、ギャンブル症の治療は、次の六章で述べるように、他の疾患にない独特の困難があります。

なるほど大阪府は対策資金を積み立てる基金も新設しています。とはいえ前述の韓国の江原ランドの例を見れば分かるように、治療にかかる費用は膨大です。治療センターに専門の職員が二十人ほどいて、相談と治療に対応し、治療費も負担します。加えて帰宅支援や就労支援までも行い、入場制限などの業務も担っています。この対象者が多過ぎて、予算不足に喘いでいます。ギャンブル症の性質からして治療には長くかかるため、最後にはその数に対応できなくなるのです。

こうしたギャンブル症対策からしても、ギャンブル脳の実態を知らない人たちの机上の空論としか思えません。

以上のように、「今だけ」「金だけ」「自分だけ」の三だけ主義で成り立ったカジノ解禁ですが、大阪府と大阪市のＩＲ構想を見ると、三ザル状態も加わっているように思えます。他のカジノの先例も「見ザル」、充分なヒアリングもしない「聞かザル」、そして充分な説明も「言わザル」です。

見ザル、聞かザル、言わザルの国と官僚

三だけ主義や三ザル状態というのは、ギャンブル脳の結果なのですが、ギャンブルに

関して国と官僚が日頃からやっていることも、三ザル状態と言えます。ことギャンブルの政策になると、当初から三ザルの姿勢を貫いているのです。

この姿勢が顕著になったのは、新型コロナ禍で浸透したオンライン化です。実にあっという間でした。

ここに至るまで六種の公営ギャンブルは、アクセシビリティ（accessibility＝アクセスしやすさ）とアベイラビリティ（availability＝手軽さ）を追求して、涙ぐましい努力をしてきました。

競馬は、場外馬券場をそれこそキラ星の如く全国に設けています。私も学生時代に錦糸町の馬券売場で、土日のアルバイトをしていました。当時の馬券は数字を穴で表していたので、機械で穴をあけるのが仕事です。競馬にはよく人が集まるものだなと思っていました。入学したてで東府中の下宿にいた頃は、府中競馬場の千円券売場でした。千円券なので馬主や金持が多かったのでしょうか、百枚綴りが一度に出ることもありました。十万円ですから、アルバイトで得るひと月の給料の五倍です。想像もつかない金持がいるのだなと、その頃はギャンブル脳のことなど無知な頭で思ったものです。

そんな場外馬券売場は、数が多いほどアクセスがよくなります。こうしてできたのが、中央競馬では「ウインズ」や「エクセル」です。地方競馬になると、地域によって名称が異なります。北海道は「アイバ」、東北は「テレトラック」、南関東は「オフト」「オープス」「ニュートラック」「ジョイホース」、中部では「サンアール」、近畿では「ダッシュ」、四国では「パルス」、九州では「トゥルー」というように、集客を容易にしています。もちろんそれぞれの場外馬券場で、全国各地の競馬の馬券も購入できるので、手軽さも追求できるのです。

競艇も場外船券売場としてボートピアを持っています。ピアは埠頭の意味ですが、全体としてユートピアを連想させる絶妙な名称です。これも各地にあります。

競輪は、サテライトと命名された場外売場を設けていて、オートレースの場外売場を併設、販売も相互乗り入れしています。

そして、これらの場外売場には、一ヵ所で競馬も競艇も競輪も、オートレースも一括して券を購入できる所もあるのです。手軽さの極みです。

宝くじに関しては、その売場の数たるや、総務省自体も知らないのではないでしょうか。それこそ無数と言っていいくらいあるはずです。

スポーツ振興くじも負けてはいません。手を組んでいるのはコンビニです。セブン－イレブン、ローソン、ファミリーマートで買えるので、それこそ販売個所は五万に達するのではないでしょうか。定期購入まであるらしく、発売のたびに自動的に購入が可能になるのです。スポーツ振興くじに定期というのも、手軽さの究極の形かもしれません。


これでもアクセスが不充分で、手軽さも欠けていると、公営ギャンブルを管轄している各省は考えたのでしょう。新型コロナで客足がぐっと減ると、もっけの幸いとオンライン化を急いだのです。新型コロナがなければ、こうした早変りはできません。誰もが見ているので、少しでも動けば批判の声が上がるでしょう。新型コロナで戦々恐々としている中なので、誰ひとり周囲を見るひまなどありません。その間隙を突いたのです。

オンライン化というのは、前述のスポーツ賭博と同じ、アクセスのよさと手軽さなのです。大谷選手の元通訳がしていたように、一日二十五回の賭けすら容易です。お金さえあれば何の障害もありません。スマホがあればいつでも、どこからでもギャンブルができます。この至便さは場外売場の比ではありません。

農水省と国交省、経産省、総務省、文科省に、このルビコン川を渡る重大な意味が分かっていたでしょうか。いや全く自覚がなかったはずです。売上額を増やすという執念だけが頭を占めていて、若者のギャンブル脳がこれによって急増するという予測など、微塵もなかったのです。その責任も感じなかったでしょう。

そしてギャンブル脳が増えた場合、その始末をしなければならなくなる厚労省も、このルビコン川の意味さえ分からなかったはずです。

結局、公営ギャンブルを担う国と官僚には、ルビコン川が「見ザル」だったのです。ルビコン川を渡ることに関して、世間の意見など「聞かザル」ですんだのです。言う必要もないので「言わザル」で通すことにしたのです。

このような重大な変更を、どこか隠れたところで実行するというのが、役人気質であり、ギャンブルに関しては、それが顕著に示されたと言えます。

この公営ギャンブル・オンライン化の結末は、年を追うごとに手に負えなくなっていくに違いありません。

子をかばう親

以下、歴史を遡って日本人の心性とギャンブルの関係を考察します。私の書斎には、スペインの画家フランシスコ・デ・ゴヤの「我が子を食らうサトゥルヌス」という絵の複製が飾ってあります。もう何年も前にマドリードのプラド美術館で買った逸品です。黒を背景にして、髪ボサボサの痩せた男が椅子に坐り、白眼をむきながら、小さい子供の胴をわし摑みにして、血だらけの左腕を口の中に入れようとしています。頭はもう食べられたのか、首から上はありません。実にむごい絵です。

この絵をゴヤは、自宅の食堂の壁に描いたそうです。「子を食う親」を主題にした絵は神話をモチーフにしていて、これより前にルーベンスが同じ主題で描いているようです。しかし日本のどこを探しても、こんな絵はないのではないでしょうか。地獄絵はあってもです。この異様な独創性に魅せられて購入し、いつでも見られるようにしているのです。妻からは悪趣味極まると非難されています。

確かに仏教の守護神である鬼子母神は、もともとは鬼女であり、民衆の子供を奪って食べていたとされます。それがお釈迦さまに教導されて守護神になったのです。日本では安産と保育の神として、古来信仰されてきました。鬼子母神が幼児を懐に抱く姿は仏像にもされ、西洋の聖母子像にそっくりです。

日本の中世以前には、子供は宗教世界と俗世界を媒介する、神仏に近いとする考え方が広まっていたとされています。聖徳太子も、童子像が信仰の対象とされました。奈良時代の高僧である行基や弘法大師も、しばしば少年像や稚児像として描かれています。

仏教の世界で多く見られる子供の尊像は、童子と称されて、本堂の脇に配されるようになります。不動明王に仕える二童子や八大童子はその代表格です。

善財童子は、文殊菩薩の導きによって、正しい教えを求める幼い修学者です。善膩師(ぜんにし)童子は、毘沙門天と吉祥天との間にできた五人の子供のひとりです。これも毘沙門天を中心にして、三尊形式でよく配置されています。

護法童子は、高僧や修験者に仕えて守護し、また使役される貴重な存在です。

神の世界でも、子供は若宮と呼ばれ、本宮(ほんぐう)の神の子として信仰されました。

また女神の代表は弁財天で、これには十五人もの童子が従うとされていました。筆硯(ひっけん)童子はそのひとりで左手に硯、右手に毛筆を持っています。

中世になると童子信仰がより強くなります。文殊菩薩や地蔵菩薩も、子供の姿で表されるようになります。稚児文殊さえあるくらいです。

こうして子供は聖なるもの、という文化が日本では深く浸透していったのです。

これとは別に、親ばかの例が『源氏物語』に歴然と描かれています。紫式部の父方の曾祖父は藤原兼輔(ふじわらのかねすけ)で、三十六歌仙のひとりです。邸宅は鴨川の西にあり、兼輔は堤中納言と称され、邸宅は堤第と言われていました。紫式部が生まれて育ったのもここで、堤(つつみ)第に遺された万巻の書がその教養を培ったのです。

その兼輔の代表作が次の和歌です。

人の親の心は闇にあらねども
　子を思う道にまどいぬるかな

いくら理性のある親でも、子供に関する事柄では理性を失う、くらいの意味でしょう。畏敬する曾祖父の歌だからか、『源氏物語』の中に実に二十六回も引き歌として登場します。この「心の闇」は平たく言えば親ばかに他ならないでしょう。日本人の心性を

『源氏物語』さえも照射している事実は、痛快と言えば痛快です。

子供を大切に扱う日本人のこうした親ばかの姿は、日本が開国して来日した外国人たちも見事に書き残しています。

最も私たちが知っている外国人は、大森貝塚の発見で有名なエドワード・シルヴェスター・モースでしょう。最初の訪日は、東京帝国大学の動物学の教授に三十九歳で招聘されたときで、一八七七年（明治十）六月十八日です。その日、横浜から新橋に向かう汽車の窓から、大森に多くの貝殻が捨てられている場所を発見したのです。

モースはそれ以後の日本での体験を、日記帳三千五百頁に記録しました。そこには当時の日本の状況が余す所なく描かれています。博物学者の目での観察ですから、実に克明で、かつ自分の描画も挿入しているのです。

そのモースが驚きもし、感心したのは、日本人の行儀のよさと正直さでした。モースが日本と日本人を心から愛したのも、そのためでしょう。さらに胸打たれたのが、日本人の子供好きでした。

――大きくなった娘と、彼女のお母さんなりお祖母さんなりは、十中九まで手をつないで行く。お父さんは必ず子供と手をつなぎ、何か面白いことがあると、それが見えるように、肩の上に高くさし上げる。

——日本はたしかに子供の天国である。そして、うれしいことには、この種の集りのどれでも、また如何なる時にでも、大人が一緒になって遊ぶ（E・S・モース、石川欣一訳『日本その日その日2』、東洋文庫）。


もうひとりの証人はイザベラ・バードです。日本に来たのは一八七八年（明治十一）の四十七歳のとき、モースの一年後でした。五月二十一日に横浜に上陸して、日光から東北、北海道を旅行します。九月に東京に戻り、イギリス公使館に三ヵ月滞在したあと十二月十九日に横浜を出港しました。

世界中を旅した女性ですから、日本人の観察も微に入り細を穿っています。やはり日本人が親切で礼儀正しいのには感心しきりです。そして大人たちが子供を大切にしているのにも、目を細めるのです。

——夕暮になると大人たちは帰ってくる。そこであたりがいっそう活気づいてくる。風呂に入って水をはねる音が多く聞えてくる。それが終ると、幼い子どもたちを抱いたり、一緒に遊んだりする。

——私は、これほど自分の子どもをかわいがる人々を見たことがない。子どもを抱いたり、背負ったり、歩くときには手をとり、子どもの遊戯をじっと見ていたり、参加したり、いつも新しい玩具をくれてやり、遠足や祭りに連れて行き、子どもがいないといつもつまらなそうである。他人の子どもに対しても、適度に愛情をもって世話をしてやる（イザベラ・バード、高梨健吉訳『日本奥地紀行』、東洋文庫）。

それでは時代を少し遡って江戸時代はどうでしょうか。これには一八二〇年七月から一八二九年二月までの約九年間、長崎の出島にあるオランダ商館に勤務していたオランダ人のファン・オーフェルメール・フィッセルの見聞録があります。この人は商館長に随行して江戸まで往復した経験もあり、日本人を観察する機会は豊富でした。

このフィッセルも日本人の優しさには胸打たれて次のように述べます。

——私自身も、この地における長い滞在の期間中、この隔離された単調な場所において、冷静な見通しをもって、自分自身を幸福であり安全であると考えたのは、人間がそれに適応しやすくできている習性のせいというよりは、日本国民の愛情のせいであったのではないかと、しばしば自問自答したものであった。

そして肝腎の子供についてはこう述べます。

――私は子供と親の愛こそは、日本人の特質の中に輝く二つの基本的な徳目であるといつも考えている。このことは、日本人が、生れてからずっと、両親がすべてを子供たちに任せてしまう年齢にいたるまで、子供のために捧げ続ける思いやりの程を見るとはっきりわかるのである（フィッセル、庄司三男・沼田次郎訳注『日本風俗備考ⅠⅡ』、東洋文庫）。

こうした日本人の子供好きは、その後の私たちにも引き継がれているのではないでしょうか。とはいえ、時代が下るにつれて顕著になったのは、その「子供」の年齢が少しずつ上がってきたように思えます。

平安時代には、男子が成人したしるしとして元服がありました。十一歳から二十歳頃です。女子の成人式は裳着で、十二歳から十四歳頃が普通でした。『源氏物語』に登場する玉鬘が二十三歳で裳着をしたのは、異例中の異例です。筑前や肥前で、苦労しながら二十歳まで過ごしたためです。

成人式が二十歳になって久しいのですが、その後いくつになっても親は子離れができず、子も親離れがしにくくなっているのが今日です。特に金銭にかけては、どんなに離れて暮らしていても親子関係は切れません。あたかも「金を払ってやるのは親の務め」という刷り込みが今日まで続いています。

息子をかたる「オレオレ詐欺」が、ひところ流行したのも、その親心を逆手に取った犯罪でした。こうした詐欺が欧米で成功するとは思えません。成人したあとは、本人の生計と親の生計は全く別になります。「さあこれからは、ひとりで暮らしていきなさい」と、親から言われるので、大学進学のときは奨学金に頼らざるを得なくなるのです。裕福な家庭でも、それが当然とされています。

借金の尻ぬぐいは、ギャンブル症を悪化させることを、何度も前に述べました。これは紛れもない事実です。

ところが欧米のギャンブル症の文献を見てみると、そうした記述は全くありません。親が子の借金の肩代わりをするという考え方がそもそもないからでしょう。あるいはそれは、尻ぬぐいをすれば事態は深刻化する、というのが常識になっているのかもしれません。非常に健全な親子関係といえます。それによって子供は、ともかくもひとり立ちしていくのです。

私の診療所を訪れたギャンブル症の新患百人を、二回目に調査したのは二〇一三年八月から二〇一五年までの期間でした。このときギャンブルで費消した金額の平均は、男性で千二百九十万円、女性で六百八十万円、全体では千二百二十万円でした。

この頃、わが国のギャンブル症者の有病者数は五百三十六万人と推定されていました。ですからひとりにつき千三百万円をギャンブルにつぎ込んだとすれば、総計はおよそ七十兆円になります。その当時の国家予算に迫る巨額です。これを本人が支払ったとは到底考えられず、そのうちのかなりな部分を親が尻ぬぐいしているはずです。

まさしく金銭に関しては、「子をかばう親」が日本の特徴なのです。

日本人のギャンブル好きは古代から

前述の『源氏物語』には、平安時代の文化と風俗が見事に描かれています。単なる男女の愛と哀しみだけの物語ではありません。当時のギャンブルも、例にもれず出てきます。双六です。

これは二人が相対して、それぞれ十二枠の陣を示した双六盤を間に置きます。この上に白黒の駒を並べて、二人が交互に筒(どう)を振り、中にはいっている二個の賽(さい)を振り出します。その目の数だけ駒を進め、先に全部の駒を敵陣に送り終えたほうが勝ちになります。『源氏物語』に隠された真の主題は、光源氏に恋挑みされた女性たちの哀しみ、もののあわれです。主な女性が二十五人も出てきます。その中でギャンブル、つまり双六に熱中しているのが近江の君です。内大臣がまだ頭の中将だった頃の落とし子で、近江国で育てられたのを、大人になって名乗り出て、邸に迎えられたのです。

田舎育ちなので教養に欠け、詠歌もできません。加えて早口で、内大臣の頭痛の種になります。この近江の君が、仕える侍女たちをつかまえて興じるのが双六です。その場面が二度出てきます。

最初は二十六帖「常夏」です。近江の君は侍女の五節(ごせち)と双六を打っています。相手が筒を振るとき、手をすり合わせて「小賽(しょうさい)、小賽」と言って念じます。相手に小さな目が出るように唱えて祈るのです。

次は三十五帖「若菜下」です。今度は自分が筒を振るときに「明石の尼君、明石の尼君」と連呼します。明石の尼君は明石の君の母です。その明石の君の娘である明石の姫君は、紫の上の養女となって、今上帝の中宮になります。つまり明石の尼君は、孫娘が帝の妃になったという「幸い人」なのです。近江の君はそれにあやかりたくて、いい目が出るように祈るのです。

実は『枕草子』にも、双六に興じる男たちが登場します。一四五段に、「清げなる男の、双六を日一日打ちて、なほ飽かぬにや、短き燈台に火をともして」とあります。

鎌倉時代になると、双六盤を使わず、賽の目だけで決める即決の四一半が登場します。四の目と一の目が出たときは、その賭金の半分を筒取りに与える方法です。これに御家人や悪党だけでなく寺僧も神官も耽溺するようになったので、鎌倉幕府は、前に述べた関東御教書や関東評定事書(ことがき)、関東下知状などを次々と出して、取締まらざるを得なくなったのです。

この後の室町時代、戦国時代、江戸時代の禁制は、逆から見れば、それだけ日本人が賭博好きだったことの証明にもなります。何しろ七世紀に最初の双六禁断令が出されているくらいですから、そのギャンブル好きの血は、現代にも受け継がれていると言えます。先述したようにギャンブル症は古代から現在まで続き、悪化している唯一の精神疾患でもあるのです。

生まれた時から周りはギャンブルだらけ

宝くじが始まったのは、戦後二ヵ月半だとは前述しました。その後、競馬、競艇、競輪、オートレースという四つの公営ギャンブルが出揃い、二〇〇一年にはスポーツ振興くじも参入します。そうした公営ギャンブル場ではイベントが開催されるので、子供が訪れるのにも敷居がなくなりました。子供時代からギャンブルの洗礼を受けているのが、現代に生きる私たちです。こんな例は諸外国にはないでしょう。

パチンコ・パチスロ店に至っては託児所が設置されている所もあります。幼児の頃からあの騒音を耳にし、光を目にしていると、脳にギャンブルが刻印され、一生消えないはずです。ギャンブル脳の雛形ができ上がっているとも言えます。

第一章で述べたように、ギャンブル症には家族内集積があります。私の女性の患者さんにも、家中というか一族がギャンブル好きだったという方がいました。両親と子供三人の五人家族だったのですが、離れのような部屋には、パチンコとパチスロで何もかもなくしてしまった祖父がころがり込んでいたそうです。祖母が死んでからは、パチンコ・パチスロ三昧になり、持家も抵当で取られ、一文無しになったのです。仕方なく長男である父が引き取ったのです。

そしてまたその父親は麻雀好きで、何かというと叔父や叔母たちが集まり、家では週末毎に麻雀大会が開かれ、夜遅くまでジャラジャラと音がしたといいます。勉強するにもやかましく、寝るにも寝つけない音に悩まされます。人数が足りないと母も動員されるので、子供たちは自分たちで即席ラーメンの夕食です。

父親はまた競艇好きで、芦屋ボートに隔週子供を連れて行きます。下の妹は行きたがらず、兄とその患者さんだけがついて行っていました。競艇場にある遊び場で、やはり同じように連れて来られていた子供たちと日がな一日遊ぶのです。普通の公園で遊んだ記憶は一切なかったといいます。

さらにまた祖父を馬鹿にしながらも、父親はパチンコ・パチスロも好きで、そこにも子供を連れて行ったのです。母親も家での世話がはぶけるのか、行きなさい行きなさいと、背中を押しました。この結果、私の患者さんは社会人になってから、パチンコ・パチスロ通いになり、その兄さんは競艇にどっぷり浸るようになったのです。

この患者さんにはギャンブルが湯舟であり、揺り籠であったのですから、成人してからすんなりとギャンブルに惹きつけられたのです。親の因果が子に報いた典型です。

あと戻りができない日本人

日本の歴史に戦前と戦後という一線を画した太平洋戦争が始まったのは、一九四一年、日本時間で十二月八日午前三時十九分です。このとき真珠湾に日本海軍が奇襲攻撃を仕掛けました。しかし野村吉三郎駐米大使が、対米最終覚書をハル国務長官に手交したのは、その一時間後の四時二十分でした。宣戦布告の前に、戦争を開始しているので、国際法違反になります。

それはともかく国民に宣戦の詔書が公表されたのは、その日の午前十一時四十分でした。こうして開始された戦争は、一九四二年前半までは勢いが良かったのです。早くも二月にはシンガポールを陥落させます。三月にはニューギニア東部のラエ・サラモアも占領します。

しかし四月十八日、米空母「ホーネット」から発艦した十六機のB25が、東京、横浜、名古屋、大阪などを爆撃します。これによって日本海軍は、前哨基地の確保のため、ミッドウェー島の攻略を決めます。六月五日、日本軍のミッドウェー島に対する空襲で始まった戦闘も、暗号を解読していた米海軍の急降下爆弾隊によって、日本海軍は四隻の空母を失って大敗します。

次のガダルカナル島を巡る激しい攻防戦も、八月七日の米海兵隊の上陸占領によって敗北します。これを境に、日本軍は制空権も制海権も失うのです。十二月三十一日、大本営はついにガダルカナル島からの撤退を決めます。日本軍の戦死者は二万一千人、そのうち戦闘による戦死者は五、六千人で、一万五千人は栄養失調と熱帯マラリアによるものでした。餓島（がとう）と呼ばれたのもそのためです。

こうして早くも一九四二年には、米軍の反転攻勢が開始されます。ニューギニア戦線でも、日本軍は後退を余儀なくされます。一九四三年四月十八日には、ソロモン諸島の基地を視察中の山本五十六連合艦隊司令長官が、十六機の米軍戦闘機の待ち伏せ攻撃にあい、戦死します。日本軍の暗号が、残らず解読されていた結果です。

五月十二日には、アリューシャン列島のアッツ島に米軍が上陸、二千六百名の日本守備隊は突撃を繰り返して全滅します。その後も南洋では十一月にタラワ島、マキンの守備隊が全滅します。こうして一九四三年の末までに、方々の戦場で玉砕が報じられました。

四四年二月になると、米軍の機動部隊が、日本軍の一大基地であるトラック島を攻撃します。これで日本軍は、航空機二百七十機、艦船四十数隻を失うのです。

それでも日本陸軍は、イギリス軍のビルマ反攻作戦を阻止するために、インパール作戦を計画します。第十五軍がアラカン山脈を越えてインドに進攻して、インパールに向かう作戦です。英軍は後退戦術をとります。そうとは知らない日本軍は敵を追って前進し、補給線が伸び切ったところを英軍が急襲したのです。日本軍は総崩れで山中を退却、食糧も医薬品も尽き、多数の餓死者と病死者を出します。この無謀な作戦で十万の将兵のうち三万人が戦死、二万人が戦病死します。さすがに七月にこの作戦は中止されます。

七月になると、米軍はグァム島やテニアン島にも上陸、さらにサイパン島攻略戦では、日本軍守備隊四万四千人と民間人一万二千人が戦没します。ここに至って日本軍の戦意は大幅に落ちていき、多数の日本兵が捕虜になります。もちろん、その中には中佐や少佐という高級将校までも含まれていました。

こうした負け戦に動員されたのが、前年十月に開始された学徒出陣でした。兵員不足を学徒兵で補充する国策がとられたのです。

これと同時に、陸海軍ともに発案されたのが特攻作戦でした。学徒出陣した十二万人のうち、千人くらいはこの特攻隊に回されたと考えられます。

しかし学徒の卒業を繰り上げて出陣させ、特攻隊まで繰り出すに至っては、もはや国家は死に体と言っていいでしょう。降伏するしかなかったのです。自分はもう無力だと言挙げをしたのち、白旗を上げ、あとは連合軍の判断に従うという道しかなかったはずです。

ギャンブル脳に喩えるなら、学徒出陣も特攻作戦も将来の有能な若者の命を無駄にするという点で、借金と同じでした。

もちろん、この特攻作戦に異議を申し立てた人もいました。言葉巧みに借金を重ねるギャンブル症者に、忠言をする人がいるのと同じです。これが海軍の芙蓉部隊指揮官だった美濃部正少佐（海兵六十四期）でした。

一九四五年二月、木更津の海軍航空基地で、連合艦隊の首席参謀が沖縄戦では全員特攻作戦を行うと言明しました。各部隊指揮官たちが仕方ないと首を垂れるなか、美濃部少佐はただひとり挙手をして、その作戦に反対したのです。

——私は死を恐れていない。若い搭乗員の中にも死を恐れるものは誰もいません。ただ一命を賭して国に殉ずるためには、それだけの目的と意義があり、しかも死して意義のある勲をたてたい。単なる精神力の空念仏では心から喜び勇んで立てない。同じ死ぬなら確算ある手段を立てていただきたい。

結局、美濃部少佐の率る芙蓉部隊は、沖縄での特攻編成から外されました。後日少佐は部下たちから、「私たちにとって神のような存在です」と慕われ続けました（保阪正康『「特攻」と日本人』、講談社現代新書）。

この美濃部少佐が口にした「精神力の空念仏」とは、日本人の「特攻精神」「一億玉砕」「一億一心」「本土決戦」です。何の実体も感じられない、まさしく「空念仏」です。

私のギャンブル症の患者さんが、「何とか意志の力でギャンブルはやめます」と言ったことは前に述べました。日本軍にもそして日本国民にも、同類の「意志の力」がものを言ったのでしょう。

そうやって白旗を上げないまま戦争を続行し、沖縄戦では二十万人の死者を出し、そのうち半分を住民が占めるという悲惨さでした。さらにB29による都市への無差別爆撃が展開されます。ほとんどの都市が焼尽し、特に一九四五年三月の東京大空襲では、三百機を超えるB29爆撃機によって、隅田川沿岸を中心に一日で十万人の犠牲者が出ます。こうした無差別爆撃による被害者は五十万人を下りません。

とどめは八月六日の広島への原爆投下です。人口三十五万人のうち三分の一から二分の一が犠牲になりました。三日後の八月九日の長崎への原爆投下でも、人口二十四万人のうち三分の一の住民が犠牲になったのです。

そして八月十五日、日本は無条件降伏をします。ギャンブル症に喩えるなら、これこそ借金に借金を重ねて、どうにもならなくなった果ての自己破産です。

いみじくも、ギャンブル症の症状と重なってしまったのは、そもそも太平洋戦争が日本の政府と軍部にとってギャンブルだったからでしょう。短期決戦は想定していても、長期戦の展望はなかったのです。最後には三だけ主義に陥ります。「今だけ」凌げばよいと考え、軍部は自己保身の「自分だけ」になり、「戦争だけ」しか頭には残らなくなったのです。

もちろんこのとき「三ザル」状態にも陥っていました。戦局なんか「見ザル」で、本来の国民の意見も「聞かザル」で、ついに「言わザル」どころか、国民を欺くために大本営発表という嘘を流し続けたのです。まさしく国そのものがギャンブル脳と化していたのです。

こうなるともう後戻りなどできません。この日本人の性向は、現在も私たちすべての血の中に流れているはずです。この「悪い血」が頭をもたげてこないよう、私たちは日々警戒を怠らない努力をするべきなのです。

第六章　それでもギャンブル脳は回復する

戦いは一生続く

ギャンブル症でいったんタクアンになった脳は、二度と大根には戻らない、と前に述べました。そうです、ギャンブル脳は元に戻らないのです。言い換えると治らないのです。いつまでも、大なり小なりギャンブル脳のままです。

しかし治らないとしても、リカバリー（回復）はあります。見かけ上は治った状態にはできます。ただし、また元のギャンブル症が表面に出てくるかもしれません。その有無は治療の持続にかかっています。治療している間は回復し続けるのですが、治療をやめると再び元のギャンブル脳に戻ってしまうのです。

とはいっても、一生回復し続ければ、死ぬときはもう治ったと言えるでしょう。そうです、ギャンブル症との戦いは一生続くのです。

この点で生活習慣病と似ています。治療としての良い生活習慣を続けていけば、どんどんその生活習慣病は回復しますが、また元の生活習慣に立ち返ると、再燃します。その点でギャンブル症の治療と瓜二つです。

自助グループが効く

ギャンブル脳は三ザル状態が特徴だとは、これまで何度も繰り返しました。自分の病気が見えない、人の助言を聞かない、自分の心の中を口に出して言わないのです。ここに通常の精神科疾患とは違う難しさがあります。

例えば妄想のある患者さんでも、訊けば何かは答えてくれます。「何か自分が悪口を言われているようですか」と質問すると、頷いてくれます。「何日も眠れていないのではないですか」と質問しても、何かの反応はあります。ちゃんと聞こえているのです。「辛いでしょう」と声をかければ、頑強に否定はしません。自分が普通の状態でないことは、うすうす分かっているのです。決して三ザル状態ではありません。そこから治療は始まります。しかも抗精神薬や睡眠薬もありますから、少量でも使い出すと、妄想もおさまり、治療は軌道に乗ります。

しかしギャンブル脳に効く薬物はなく、治療者はいわば徒手空拳でその人に対応しなければなりません。私がよく使っていたのは、同じギャンブル症にしても、横綱か大関か、小結かを診断してやる方法でした。

ギャンブル症の診断によく使われているのは、サウス・オークス・ギャンブリング・スクリーン（SOGS）でした。それを基にして私なりに工夫した二十数項目ある質問表に、自ら記入してもらうのです。これは待合室にいる間に○をつけるだけですみます。これを拒否する患者さんはひとりもいませんでした。親に連れられて渋々来ている患者さんも、いくらかは「病気かどうか診断してもらおう」という気だけはあるのです。

全部○がつくと二十個近くなるなかで、十点十一点は小結です。十二、十三は関脇です。十四、十五点は大関です。十六点以上になると、「おめでとうございます、横綱です」と誉めるのです。ギャンブル症の患者さんは、元来誉められたことがないので、主治医から誉められて、嬉しいのか苦笑します。この摩訶不思議な表情は、読者のみなさんに見せてやりたいくらいです。

そこで、私は説明します。「ギャンブル症は進行性の病気で、治療しないとどんどん悪化します。癌と同じです。治療すれば進行はそこで止まります。治療をやめるとまた重症化していきます。自然治癒はありません」。さらに「このまま治療しないでいると、今は横綱でも、二人の横綱、つまり朝青龍と白鵬を合わせたような横綱になります」と言い足すのです。

こうなると、連れてきた親も本人も動揺します。多少は聞く耳ができた瞬間です。「治療はどうするのですか」と親は訊き、中には質問する本人も稀にいます。そこで「月一回の通院と週一回の自助グループ通いです」と答えて、福岡県の自助グループの名前と開催日時、場所を書いた一覧表を渡します。同時に、ギャンブル症に関するこれまでの新聞記事や雑誌の記事のコピーも手渡します。あとは本人が通院するかどうかを決めるのです。もちろん、三ヵ月の入院治療があることも伝えます。

次のひと月後の予約日は、初診のときは決めません。あくまでも本人が予約の電話をかけて、受診日を決めるのです。

「この表に載っている自助グループはいくらかかりますか」

そう質問する患者さんもいます。金だけ主義に凝り固まっているからでしょう。「無料！」と私は答えます。

「ぼくは休みが水曜日なので行けませんから」

と言う患者さんもいます。半ば行きたくないので、その口実づくり、いわば言い訳です。自助グループなるものが土日しかやっていないものと思い込んでの発言です。「その一覧表を見て下さい。水曜日の夜にやっている所が三ヵ所もありますよ」というのが私の答えです。

「自宅から遠い所はむりです」

と、これまた行きたくない言い訳をする人もいます。嘘と言い訳を五年、十年、二十年と続けてきた患者さんなので、今さら治療などしたくないのが本音なのです。すると後方に坐っていた父親が、「バカモン、ここなら車で三十分で行けるじゃなかか。お前はパチンコ店が開店したと聞いたら、隣の県まで行っとったじゃろ。三十分くらい我慢しろ」と一喝します。

こうして治療開始は本人に任せます。主治医からの強制されての治療は、決して長続きしません。生活習慣病であるギャンブル症の治療は、まさしく生涯教育なのです。他人からの強制では、教育はうまくいきません。

内科や外科、歯科の治療でも同じでしょう。通院は本人の自由意志です。ギャンブル症も同じです。確かに、このやり方で治療に結びつくギャンブル脳の患者さんは、二、三割で、あとの七、八割は治療に乗ってきません。しかしここで治療を始めなかったギャンブル症者も、進行性の病気ですから、いよいよ病気が重篤化し、犯罪にでも結びつく段階に至れば、また主治医か自助グループに頼るしかなくなります。そのどうにもならなくなったときこそ、自分の意志で治療を開始するので、私としては急ぐ必要もありません。

なお、ギャンブル症にうつ病とアルコール依存症の合併症が多いことは前に述べました。この合併症は、ギャンブル脳の治療には却って好都合です。初診でうつ傾向があると判断すると、さっそくうつ病の質問表を取り出して答えてもらって、点数化します。その重症度も判明します。ひどければ、うつ病としての入院治療を勧めます。うつ傾向が合併しているギャンブル症者は、バリバリのギャンブル脳にブレーキがかかっているので、多少素直になっているため聞き入れてくれます。

アルコール依存症の合併が疑われると、すぐに質問を変えて次の十項目の有無を訊くのです。

・夜中に目が醒めて、その後眠れないのでは？　これはアルコールによって寝つきは良くなっても、アルコールの血中濃度が夜中に低くなると、パッと覚醒して、もうそのあとは眠れません。

・夜中の迎え酒はありますか？　だからもう一度酒をあおるのです。これがあると重症です。

・二日酔いで、朝仕事に行けなくなったことはないですか？

・酔ってしたことを覚えていないことがありますか？　これはブラック・アウトといいます。

・いったん飲み出すと、一杯が二杯になり三杯になることはありませんか？

・毎日飲まないと、一日が終わりませんか？

・飲んでの暴言や暴力はありませんか？

・飲まないときの手の震えはありませんか？　これはいわゆる禁断症状で、重症の証拠です。

・飲酒運転をしたことはありませんか？　よく飲酒運転で逮捕される人が報道されます。

あれはすべてアルコール依存症であり、治療しなければ必ず繰り返します。
・血液検査で肝臓が悪いと言われたことはないですか？　血液検査などしたことはないという返事であれば、その場で採血し、翌日の結果報告を見て、患者さんに電話を入れます。「もう長くありませんね」と言うと、十中八九は再診してくれます。

こうして患者さんを脅かすのも、主治医の役目です。この十項目のうち何項目に○がつけばアルコール依存症ですか、と質問する患者さんもいます。いい質問です。本当はひとつでもあれば、もうアルコール依存症です。アルコール依存症も、ギャンブル症同様に進行性の病気ですから、いずれ○が二つ三つ四つとつくようになります。ですから、○がひとつもつかない生活に戻るのが正しく、これも生涯教育のひとつなのです。

ギャンブラーズ・アノニマス

ギャンブル症の自助グループの代表はギャンブラーズ・アノニマス（GA）で、二〇二四年十月の時点で、全国に二百二十四グループあります。そのうち二十八グループが福岡県に存在します。一割強が福岡に集中しているのは、四十年近く前から、患者さんが自助グループの数を熱心に増やし、行政もそれに協力してきた結果です。私自身は、各市にひとつ、政令都市では各区にひとつ欲しいと言い続けてきました。今後も減ることはなく順調に増加していくはずです。

大半の自助グループは、宣伝をしません。それは自分が表に出るのを控えるようにと、自助グループで使う小テキストに明記してあるからです。つまり自己宣伝を嫌うのです。それを取り巻く医療機関や行政が、代理人として自助グループの大切さを宣伝しなければなりません。

ひとつの自助グループが、一週間に一回ミーティングを開くだけではなく、複数回開催している場合があるので、アクセスはぐっとよくなります。また福岡県の場合、少ない曜日でも三、四ヵ所、土日であれば六、七ヵ所でミーティングが開かれています。この選り取り見取りがいいのです。しかもグループ毎に個性があるので、ひとつが合わなければ、別のグループに変えても構いません。女性だけのグループもあります。

所属する自助グループをひとつだけでなく、複数持つのも良案です。所用のためひとつに都合がつかなくなったときは、もうひとつのグループに参加すればいいのです。もちろん複数のグループのミーティングに欠かさず通えば、大きな回復につながります。

ともかくこのミーティングこそが、ギャンブル症者の命綱なのです。それを手放せば、またギャンブル地獄に落ちて行きます。

アノニマス・ネーム

自助グループではアノニマス・ネームを使います。もちろん本名を使っても構いませんが、大多数の人は自分で考案した名前を名乗るのです。これによって自分の出自を消して、肩書も上下関係も年齢差もなくすことができます。みんなに平等意識が生まれるのです。

自助グループでは、十年ギャンブルをやめている人が、五年やめている人より偉いということは一切ありません。初心者も二十年やめている人も平等です。なぜなら、十年やめていても、ひょんな拍子にギャンブルを再開することだってあります。これを「スリップ」と言いますが、そうなると十年選手も初心者に逆戻りします。

私自身、患者さんのアノニマス・ネームは知っていても、本名は全く知らない人だらけです。

このアノニマス・ネームは本人たちも意味を込めているようで、なるほどと感心させられます。私がよく間違えるのは「ウソップさん」で、つい「イソップさん」と言いがちです。イソップ物語の連想からついそうなるのです。本人に確かめたことはないのですが、これまでウソばかりついてきたのを反省して「ウソップ」とつけたのでしょう。名乗るたびにそれが自覚できるので、これは絶妙の命名と言えます。

単刀直入なのは「リセットさん」です。自分のこれまでの生活をリセットするために、命名したのは明らかです。このアノニマス・ネームがある限り、昔のギャンブル生活には戻れないでしょう。

他には「亀さん」がいます。四十年はギャンブルをやめていて、他の仲間から慕われています。命名の由来を訊いたことはありませんが、自助グループのテキストにある「ゆっくりやろう」からきていると、私は見当をつけています。そのくらいギャンブル脳からの回復は、すぐ起きるものではなく、ゆっくり生じます。外科手術ではないので、焦ってはいけないのです。

他にもちあきなおみの「紅とんぼ」に出てくる「ケンさん」「しんちゃん」「チーちゃん」もあります。各自助グループの結成一周年記念集会とか、五周年記念集会といった周年行事は頻繁に開かれます。すると近辺の自助グループのみならず、鹿児島や四国、中国地方からも集まってきます。遠方から来た仲間は、大ていスピーチを依頼されます。十分前後の短いスピーチですが、その冒頭必ず「自分はどこのグループの△△です」と口にします。そうすると観客からは「はい、△△さん」と掛け声がかかります。

仮に、「新宿駅裏から来たしんちゃんです」と言えば、「はい、しんちゃん」とみんなが応じます。これが「山下さん」と本名だったら、こんな親しみのある掛け声はかかりません。「紅とんぼ」の呼びかけも「山下さん」では歌になりません。

アノニマス・ネームの効用は実に貴重で、これなしでは自助グループは成立しません。

言いっ放しの聞きっ放し

自助グループの周年行事に参加するのは、これまた大きな回復の力になります。遠くまで行くのをメンバーの人たちが厭わないのは、何かしらそこに心に響くものを感じているからです。一年前に会った方々の仲間と再会し、一年間ギャンブルをやめられた幸せをお互いに確認できます。遠方のグループから来た仲間とは、数年ぶりの再会かもしれません。周年行事に参加するというのは、ギャンブルをやめている証拠でもあるので、その目に見えない努力を称え合うのです。

スピーチを頼まれた人が、辞退することはまずありません。はい、分かりましたと答えて、引き受け、光栄だと思うのです。聞いていると、あのものも言わなかった患者さんが、こんな胸を打つスピーチができるようになったのだなと、感心させられます。

このスピーチの内容自体は、徹頭徹尾自分のことを話します。一般論はもちろん、他人への言及もありません。「自分はこうだった」と口にするだけなのです。

前述のように、自助グループのミーティングでは、自分のことだけを話します。自分以外の人への言及、他人への非難などは厳禁です。ギャンブル脳の三だけ主義のうち「自分だけ」を逆手にとっているとも言えます。ギャンブル脳のときの「自分だけ」が、人にも明かさない陰湿な行為なのとは逆に、ミーティングではそれを口に出して言うのです。自分はこうやって親を心配させ、兄弟を悩ませ、家族にはすまないことをした、と懺悔しながら白状します。初めて自助グループに参加したギャンブル症者の中には、このとき涙で言葉に詰まる人もいます。

それを聞いた仲間も、何も言いません。話が終わったときに拍手をし、また次の仲間がしゃべり出します。司会担当の仲間も、無言で聞き入るだけです。

全員がしゃべり終えたあとも、討論などの意見の述べ合いはありません。司会役のまとめの言葉もなく、次のミーティングの日時を確認し、次回の司会役を挙手で決めるか、指名して終了となります。これで一時間半なり二時間のミーティングを終えます。

時間にはこのように制限があるため、参加者が多い場合は、「時間の分かち合いをして下さい」と司会役が言って、各自は短く切り上げます。古い仲間は新しい仲間にしゃべってもらうため、「パスします」と言ってもいいのです。


このミーティングのやり方は、私たちが通常慣れているミーティングとは全く性質を異にします。特に会社の会議とは天と地も違います。会議では、自分のことは棚に上げて、他のことを指摘する意見の述べ合いになります。意見をつき合わせ、座長が意見をまとめて結論を出します。会議が上意下達の場になっていることも、しばしばです。嫌気がさして、始めからダンマリを決め込んでいる人もいるかもしれません。

自助グループのミーティングでは、このダンマリも上意下達も、結論もないのです。つまり、言いっ放しの聞きっ放しであり、参加者は「自分のためになること」のみを持って帰るのです。

この独特のミーティングの構造が、ギャンブル脳の三ザル状態を修正してくれます。他の仲間の話を聞いているうちに、「あ、自分も同じだった」と自分の病気が見えるようになります。他人から指摘されて、無理やり見えるようにされたのではなく、自ら納得しての病識がここで生まれます。

「あのマサさんという人は、俺より重症だったようだ。それなのにもう二十年もギャンブルをやめている」と、密かに感銘を受け、「重症でも回復してギャンブルをやめられるのだ」と希望を持ちます。何より実物が目の前にいるのですから、回復は夢ではないのです。


もうひとつ、参加し始めの頃のギャンブル症者が驚くのは、仲間たちの明るさと屈託のなさです。嘘と言い訳で借金を重ね、人を欺いてきたはずなのに、どうして朗らかでいられるのだろうと首をかしげます。

そうです。回復しているギャンブル症者に暗い顔の人はいません。みんなすがすがしい表情をしています。いくらまだ返済しなければならない借金が残っていようともです。

私はこの明るさがどこから生まれているかが、よく理解できます。借金は債務整理をしてまだ残っているかもしれませんが、もうギャンブルはやめているので、今後借金が増えることはありません。減っていくだけです。嬉しいのも当然でしょう。

そして何より参加者の心を軽くしているのは、嘘と言い訳をしなくてもすむことです。まるで心の鎖を解かれたように気分が晴れます。嘘と言い訳を考えなくてよくなった脳は、別のことを考えられるようになります。心に余裕ができるのです。

加えて、こうやって胸の内を仲間たちに語れる幸せがあります。みんな真剣に聞き入ってくれます。これほど真剣に人に話を聞いてもらう機会など、ギャンブルを始めた二十歳の頃からついぞなかったのです。心が晴れるのも当然でしょう。明るく振る舞えるのも当たり前なのです。しかももう、周囲にガミガミと嫌味を言う人はいません。発言すれば、拍手が必ずきます。また心の内を打ち明けようという気分になり、ミーティングに参加するのが楽しみになるのです。

私たち治療スタッフがこの自助グループに参加させてもらい、隅の方に坐って聞いていて、感激するのもこの点です。みんな本音でしゃべっているのです。発言は真実の言葉に溢れていて、追及も非難もありません。まして上からの押しつけもありません。本来のミーティングとはこうあるべきでないかという、反省さえ頭をもたげてきます。

最後に司会者から「何か感想は」と発言を求められると、スタッフ全員が「ありがとうございました」「感激しました」と答えるのも当然です。

無力そして心を開く

ミーティングで使用されているのは、小さなテキストで三十数頁の小冊子です。テキストは十二段階に分けられ、一段ずつ上がっていく手法が採られています。最初の三段階を繰り返すミーティングもあれば、順番に上がっていってまた第一段階に戻るミーティングもあって、やり方はさまざまです。

その最初の段階で、しつこく勧められているのが「無力」です。ギャンブルに対してもう自分が無力であることを認めるのを勧めます。何をやってもギャンブルをやめられず、最後の砦として辿り着いたのが自助グループのミーティングですから、もうあなたはギャンブルに対して無力なのは明らかですと、このテキストは執拗に迫ります。そして「回復のためには私たちが無力を認め続ける限り力になる」と言明します。

ギャンブル症の患者さんは、しばらくギャンブルをやめていても、「もうそろそろギャンブルができるのではないか、今度こそうまくいくような気がする」と考えがちです。これこそがギャンブル脳の特質で、悪魔のささやきはそこにつけ入るのです。このテキストの言葉を借りると、「私たちがギャンブルに対して無力であることを疑うことが回復を妨げる」のです。

もうひとつ初期の段階で、テキストが何度も何度も勧めているのが、「心を開く」です。

「心を開こう」

「心を開くことだけが必要とされる」

「心を開くことを信じることによって、すべてのメンバーは一体となる」

こんな具合にテキストが勧める「心を開く」ことこそが、自助グループのミーティングの土台を成しているのは確かです。すべてのメンバーが、心を開き、胸の内をさらけ出し、肚を割って発言するからこそ、ミーティングが回復の力を与えてくれるのです。だからこそ、私も隅の方で聞いていていて感銘を受けるのです。ギャンブル地獄で苦しみのどん底で喘いでいた人たちが、ここで本音を言っていると思うと、それだけで感激します。

心を開き続けて、自分の過去をさらけ出し、さらに将来のささやかな希望を述べるとき、ギャンブル脳の三ザルのひとつ「言わザル」は見事に氷解しています。

その成果が、自助グループの周年行事でのスピーチに表れます。時間を超過してまで思わずしゃべる仲間もいて、時間係のメンバーから赤旗を上げられ、苦笑して話を切り上げて退場するようにまでなるのです。

ゆっくりやろう

アノニマス・ネームの「亀さん」については前に触れました。この亀さんは、私の年一回のギャンブル講演会には必ず下関からわざわざ駆けつけてくれ、これまた毎回名物の「巌流焼」を手土産にくれるのです。巨大なドラ焼きで、一個で一食分くらいの量があります。

ギャンブルをやめるために、自助グループに初めて参加した人は、通常何か特効薬があるのではないかと期待しています。有効な助言があって、パッと治ると錯覚しているのです。ギャンブル脳がそう簡単に元戻りになるはずはありません。じわじわと効いてくるだけなので、拍子抜けするのも分かります。そこをテキストはうまく戒めていると言えます。

言うなれば、自助グループのミーティングは漢方薬のようなもので、ゆっくり効き、体質を改善していきます。早く回復したいギャンブル症者の焦りは重々理解できるものの、二十年三十年もかかってでき上がったギャンブル脳が、二、三日で元に戻らないのは明らかでしょう。

この「ゆっくりやろう」と勧めている第二段階のテキストで、その直後にある問いかけは次のような文章です。

――ギャンブルをやめてから、生活や行動はどう変化したか。よいか、悪いか。驚いたか。

私は特に最後の「驚いたか」の問いかけが絶妙だと感心します。本当にその通りで、何十年も続けてきたギャンブルをやめると、生活や行動は変わり、本人も驚くのです。こんな世界があったのだと、別世界にはいったような気分になるのでしょう。この「驚いたか」の質問が、早くもテキストの第二段階に置かれているのも、この回復のプログラムの有効性を物語っています。

回復途上の試練

自助グループに週一、二回通っていると、順調に回復していきます。しかしギャンブル脳は残ったままですから、次々と試練が襲ってきます。

最もありふれているのは、配偶者からのチクリチクリの攻撃、嫌味です。本人はギャンブルをやめて、気分が多少なりとも楽になっている反面、妻のほうは何のはけ口もなく、恨みは胸中にくすぶったままです。いわゆる活火山の状態にあるため、時折爆発します。要するに、自分だけ回復して楽になってずるいというわけです。

爆発しやすいのは、子供にお金がかかる入学時や進学時、修学旅行のときです。「あのとき、あんたが金をドブに捨てなかったら、こんなとき苦労しなかった」と必ず言われます。「あのとき、あんたが」は、もう妻の口癖になっています。口癖なので、お金不足のときにはかならず口をついて出ます。これに反論しようものなら、活火山は大噴火します。十倍もの非難が浴びせかけられるのです。患者さんは「スミマセン」と頭を下げるしかありません。

この「スミマセン」を繰り返していると、気分が落ち込んできます。ヤケクソが出てきてギャンブル脳に火がつきます。「えいクソ、ギャンブルするぞ」という気になるのです。

とはいえ、ここでスリップしては、元も子もなくなります。せっかく続いていたギャンブルなしの数ヵ月、数年がオジャンになってしまうのです。

このクシャクシャした気分をさらけ出すのが、自助グループのミーティングです。「こんな嫌味を言われて、ギャンブルしそうになりましたが、何とかスミマセンと言って頭を下げました」と言えば、仲間はすべて同じような体験をしているので、「よくガマンした」と言わんばかりに拍手をします。これでまたあと一週間踏んばれると、患者さんは勇気をもらってミーティングを終えます。

この「スミマセン」を、夫から何度も何度も聞いているうちに、妻のほうが主君になり、患者さんが家来にされる場合もあります。「あれをしといて」「これもするのよ」「それが終わったらあれも」というように、次々と用事を言いつけられます。職場が休みの土日などは、庭の掃除に、家庭菜園の草取り、垣根の手入れなど、主君の命令を全部こなさなければなりません。その間、妻は友だちと買物に行ったり、娘と日帰り旅行を決め込みます。

このときも、ひとつでもしていない仕事があれば、「言っておいたことは、ちゃんとしなくちゃ、これだからあんたはダメなのよ」と、頭ごなしに言われます。腹わたが煮えくり返るようになるのも、患者さんとしては当然でしょうが、「何を言うか、自分だけ楽しんで」と反発しようものなら、また活火山の連続噴火が始まります。「どのツラ下げて、自分だけ楽しんで、なんて言えるの？　わたしがさんざん苦労していたとき、あんたはギャンブルで楽しんでばかりいたでしょ」

こう言われては、また「スミマセン」と頭を下げるしかないのです。

こんな患者さんに対して、「本当に辛いですね。大変ですね」とねぎらいの言葉をかけてやるのも、主治医の役目です。これが私のいう「目薬」でもあります。あなたの苦しみは、私にちゃんと見えていますよ、という目があれば、人はその苦しみに耐えられます。その目薬がないと、耐える力は弱まっていきます。

自助グループの仲間も、そうした目のひとつと言えます。

こうした配偶者からのチクリチクリの嫌味に対して、ミーティングに通い続けている患者さんたちは、こう言います。

――スリップをしないための注射だと思っています。言われるたびに「よく効く注射」と思って我慢し、「いい注射をしてもらった」と最後は感謝します。

――あれはワクチン注射です。ワクチンが切れる頃に振りかかってきますから、「ちょうどよかった。これでまたワクチン効果ができた」と思うようにしています。

こういう境地は、自助グループのミーティングに通っていなければ獲得できないでしょう。つまりギャンブル症の回復は、ひとりでは絶対起こり得ないのです。悩みを分かち合える仲間がいるからこそ、回復があるのです。

家族のための自助グループ

ギャンブル症で悩まされるのは、周囲の人たち、特に家族だという事実は前に述べました。親や同胞、配偶者や子供がそうです。そうした人たちのための自助グループも、もちろんあります。全国に普及しているのがギャマノン（GAM－ANON）です。「ギャンブルの問題の影響を受けた家族・友人のための自助グループ」と謳っています。ここでもアノニマス・ネームが使われ、十二段階のテキストが叩き台として用いられます。もちろん周年行事もあり、年一回の全国大会も開催されます。

このギャマノンでは、ギャンブル症者への手助けは一切やめ、自分が幸せに生きるすべを見出すのが目標です。なぜなら、ギャンブル症者がギャンブルに対して無力であったように、ギャンブルをやめさせようとした家族の努力も何の実も結ばなかったのです。つまり無力だったのです。

同じようにミーティングがあり、これまでの苦しかったこと、辛かった経験を、心を開いて話すことが勧められます。これを聞いて、「わたしもそうだった」「みんな同じだったんだ」という安堵感に包まれます。

家族は、ギャンブル症の悩みを周囲にひた隠しにしています。わが家の恥、一族の恥ですから、これは秘密事項だと思い込むのです。そのため、ひとりで悩み続け、ギャンブル症の本人を助け続けます。無力だという事実を知らないからです。

これがギャマノンにつながると一変します。ここにも同じ悩みを持つ仲間がいた、という安心感が湧いてきます。一体感です。ミーティングの中では、ギャンブル症に対する新しい視点を得るとともにギャンブル脳の正体を理解するのです。今までギャンブル症者を助けようと思ってやってきたことが、すべて病気を悪化させていたのを理解します。

周年行事で、他の家族のスピーチを聞くと、うんうんと頷くことばかりであり、全く辛くて悲しい話に、こちらも肩がふるえて鼻をすすり、涙をぬぐったりするのです。

こうした家族も、ひとりでは回復できません。家族がギャンブル症者にはもはや惑わされず、自分たちの幸せを目指した生き方を身につけると、ギャンブル症者自身も自らの病に気がつき、自助グループにつながる可能性も出てきます。

仮にまだつながらなくても、ギャンブル症者はギャンブル症者、自分たちは自分たちという独立した生き方ができるようになります。双方が共倒れになるよりも、何倍も賢明な生き方です。

こういうギャマノンの重要性を知っているので、私も家族にはギャマノンへの参加を勧めます。しかし「夫の病気なのに、何でわたしが」と腹を立てる人も中にはいます。そのときは黙って、近辺にあるギャマノンの一覧表を手渡します。余り説得すると反発もくらいかねないからです。

ギャンブルをやめている患者さん自身に、妻のギャマノン参加を勧めてもらうこともあります。しかし大ていは、「あんたの病気なのに、何でこっちがそんなとこに行かなきゃならんの」と、腹を立てられます。これも気長に勧めていくしかありません。

ギャンブル症の周年行事に、主催者がギャマノンのメンバーを招待してスピーチを依頼することもあります。このときは、会場は通常よりもさらに静まり返り、みんな真剣に耳を傾けます。家族の口から話される苦労話のひとつひとつが、胸に刺さるのでしょう。自分も同じようなことを家族にしていたのだと、ギャンブルをしていた頃の悪魔のような姿を見せつけられるからです。

お金をどうするか

このギャマノンでは、お金の管理はギャンブル症の本人に任せて、家族は何ら関与しません。家族が管理すること自体が、本人は本人、自分たちは自分たちという原則に反するからです。

しかし私は、治療中の患者さんの収入は家族が管理するように勧めています。本人に任せると綱渡りの生活を強いるからです。前述したように、ギャンブル脳は二つの妄想じみた思考を持っています。そのうちのひとつが、「この手元の一万円はギャンブルをすれば十万円になる」という馬鹿げた考え方です。これに対しては、本人の収入は家族が管理していたほうが、患者さん本人は楽になります。

そして幸いなことに、しばらくすると患者さんは大金を持たない生活に慣れてきます。毎日を千円札一枚で過ごす患者さんは、「ギャンブルをしているときは、千円札など紙片同然でした。今は千円のありがたさがよく分かります」と言うのです。一日をワンコインで過ごす患者さんもいれば、社員食堂があるからと、まったく財布を持たない生活をする患者さんもいます。臨時の出費があるときは、前以て家族に言って、それだけのお金をもらうのです。

一日千円の人も、ワンコインの人も、必要時にお金を貰う人も、領収書なりレシートをあとで家族に見せるのはもちろんです。

こうして「お金を持たない、財布を持たない生活がこんなに楽だとは知りませんでした」と述懐してくれる患者さんもいるのです。もうお金が頭を占めなくなったので、ギャンブル脳も楽になったのだと思います。不思議なものです。

平安の祈り

たいていの自助グループでは、ミーティングの終わりに、平安の祈りを全員で唱和します。

――神さま、私にお与え下さい。自分に変えられないものを受け入れる落ち着きを、変えられるものは変えていく勇気を、そして二つのものを見分ける賢さを。

これは実によくできた真理の言葉で、米国の神学者ラインホルド・ニーバーが一九四〇年代初めに作ったとされています。各種の依存症の自助グループや、末期癌の患者さんの自助グループでも使われています。

私自身、この平安の祈りにとても救われた経験があります。還暦の頃に、急性骨髄性白血病に襲われて緊急入院になったのです。半年間をクリーン・ルームで過ごしていたとき、これまで自助グループで何気なく唱えていたこの祈りが頭に浮かびました。そうだ自分が白血病だという事実は、もはや変えられない。受け入れるしかない。しかしそれはそれとして、明るく生きていくことはできる。

そう思うと、実際に元気が出てきました。ところが、食事を終えて、膳を廊下にあるワゴンに戻す際、他の部屋を覗くと、例外なく暗い表情です。あたかも白血病という悪魔に取り憑かれたように、沈んだ顔で目の光も感じられません。これでは病の克服もむずかしいだろうなと思ったものです。

自分がギャンブル症という病を患い、ギャンブル脳になっているのは、もう事実であり、受け入れるしかありません。しかし回復するぞという願いを持ち続け、自助グループにせっせと通うことはできます。この二つを見分けるのは容易で、誰にでもできるはずです。

思いやり、寛容、正直、謙虚

自助グループの目標は、ギャンブルをやめることではありません。ただやめるだけでは、長続きしません。必ずスリップが襲い、またもとのギャンブル三昧になってしまいます。回復の土台を、しっかり造ることが必要なのです。その目標が、思いやり、寛容、正直、謙虚です。私はこれこそ、人格の基礎になる徳目だと納得しつつ、よくぞこれらの徳目を自助グループの目標に掲げてくれたと、感動すら覚えます。

ギャンブル脳では、これらの徳目はすべて喪失されています。

まず「思いやり」です。ギャンブル脳は「三だけ」主義の「自分だけ」ですから、他人に対する思いやりなど、爪の垢ほどもありません。それは見事なものです。

私が二十数年来続けている年一回のギャンブル講演で、質問の時間になり、ある母親から尋ねられたことがあります。夫がギャンブル症者なので、大変苦労して息子を育て上げたそうです。ところが、その息子もギャンブル症になったと言います。夫は病死したので、母ひとり子ひとりです。自助グループに通うように母親は頼むのですが、息子は聞き入れません。

「私が、どうぞギャンブルをやめて下さい、という遺書を残して首でも吊れば、息子はギャンブルをやめてくれるでしょうか」

それが質問でした。切羽詰まって思いついた考えだったのでしょう。

「いいえ、お母さんが死んだところで、何の手立てにもなりません。亡き母への香典を盗んでギャンブルに走るだけです」

私はそう答えました。これがギャンブル脳の正体です。

この「思いやり」は、実に動物にもちゃんと備わっています。私の家のテラスに置いているテーブルには、毎朝、毎夕、雀が何十羽と集まって来ます。食パンの耳を細かく刻んだものと米を撒いているからです。

ある日、一羽の雀がパン屑も米粒もついばめなくなって、ウロウロしているのに気がつきました。どうやら口ばしの先を失くしているようでした。ガラスにぶち当たって怪我をしたのかもしれません。

もぞもぞしていると、他の雀が米粒をつまんで口移ししてやっているのです。貰った雀はその感謝なのか、食べたあと、羽根を少し震わせます。口移ししてもらうほうの雀が、するほうの雀より大きいので、親子なのかという気もします。子雀が親の介護をしているようにも見えます。しかし米粒をやる雀は一羽だけではありません。やはり近くにいる雀が、ちょこちょこと口の中に入れてやります。

テーブルにやって来るとき、怪我した雀は真先に来て、誰か他の雀がくれるのを待って、なかなか逃げません。傍にいて気づいた雀が、さっと米粒をついばんで入れてやります。

そうです。雀さえもこのような思いやりがあります。ギャンブル症者にはそれが全くありません。前の方で、ギャンブル症者はミミズ以下、と言いましたが、雀以下でもあるのです。

　次に「寛容」です。これもギャンブル脳からは失われています。寛容を反転させれば不寛容になり、米国のドナルド・トランプ氏を連想させます。他人の非を責める、許さない、こきおろす、なじる、のがトランプ氏の処世術です。寛容さのかけらもありません。

　私の精神医学の恩師は中尾弘之教授でした。いよいよ九大精神科退官の日、医局長だった私は、色紙と水性顔料の太目のペンを出して「何か人生訓を」とお願いしました。すると毛筆以外では書けないという返事だったので、「ではその書くべき文字をおっしゃって下さい。胸に刻みますから」と言ったのです。

　その返事は「行不由径」でした。「行くに径に由らず」です。道を進むのに、小道に寄らず、堂々と大きな道を選ぶべし、という意味でしょう。敷衍すれば、小事にこだわらず、多少のことは大目にみてやり、根幹だけを大切にすればよい、になるかもしれません。

ギャンブル脳はこうはいきません。親の小さな失敗、他人の失策をほじくり出して、声高に責め立てます。自分は失敗の繰り返し、失策の連続なのに、それを棚にあげて、目くじらを立ててなじるのです。こうして自分は近道を歩いているつもりなのかもしれませんが、正しい大道からは大きくはずれてしまっているのです。

「正直」については、ギャンブル症は逆に不正直のカタマリだと前に述べました。嘘八十万とも言いました。正直さのカケラも、ギャンブル脳には残っていません。その分、嘘の缶詰になっているのです。

最後の「謙虚」もどこかに吹き飛んで消えています。消えた分、増殖しているのは「傲慢」です。

両親に説得されて、不承不承入院に至ったギャンブル症者は、初日はふんぞり返っています。「おう、入院してやったぞ」と、今にもタンカを切りそうな態度です。親にさんざん迷惑をかけているのに、この態度です。

しかしその後、毎日毎日、朝から晩まで自助グループのミーティング漬けになりますから、三ヵ月後に退院する頃にはシュンとしています。自分の病気が分かり、周囲へ及ぼした迷惑の数々を思い知らされたからです。

ギャンブル脳から失われてしまっている、二つの言葉があります。それは、「ありがとう」「ごめんなさい」です。

ギャンブル症者の口から、この二つが漏れることはまずありません。「ごめんなさい」と言えば、自分が損をしたように感じるのでしょう。「ありがとう」も同じく、それを言えば、自分が相手の下になった気がするのでしょう。あくまで自分の優越性を保とうとするのがギャンブル症者ですから。

子供の頃、今は亡き母から、いつも言われていた言葉がありました。

「実るほど頭の下がる稲穂かな」

「勝って兜の緒を締めよ」

今になって思い返せば、これは傲慢への戒めであり、謙虚さを忘れるなという親心だったのです。

思いやり、寛容、正直、謙虚という徳目が獲得できれば、社会のどこでも通用するはずです。周囲からは好かれ、上司からも一目置かれ、部下からも慕われます。職場に充分適応できる生活態度になります。

かといって「人格者」になる必要はありません。聖人君子のような「人格者」は人格障害ともいえます。ただ、思いやり、寛容、正直、謙虚を目標にしておけば、たとえギャンブル脳であっても、社会で思う存分、能力を発揮できるでしょう。

ギャンブル症になってよかった

この言葉は、自助グループで患者さんが時々口にします。私はそうだろうなと納得します。なぜなら、ギャンブル症になっていなければ、思いやり、寛容、正直、謙虚という人生の徳目を学ぶ機会など、一生訪れなかったでしょう。自助グループで知り得た友人のような、「絆」と感じる仲間とは巡り合わなかったでしょう。

ギャンブル症でない人の中には、この思いやり、寛容、正直、謙虚といった徳目とは一切無縁の人が数多くいます。ギャンブル症になったからこそ、この徳目を目指して一日一日を過ごし、高望みをせずに誠実に生きられているのです。絆を感じる友人も得られたのです。ギャンブル症になってよかった、という述懐はその経験に基づいているのです。

二〇一二年に、自助グループの全国大会が開催されたとき、私は講演者として招かれました。そのとき、ぜひとも知りたかった自助グループの効用について、参加者にアンケートを配り、自由に回答してもらいました。

最も多かったのが、仲間との絆でした。「自助グループで孤独から脱出できた」「自助グループは心の家族」「仲間に会い続けられる」「仲間の力を感じる」「仲間意識に支えられる」などです。

次に多かったのが、自助グループを気づきと内省の場としてとらえる意見でした。「自分の性格の欠点を発見できる場」「自分自身を知るきっかけを与えてくれるところ」「自分を振り返る場所」「生き方を見つめ直す場」という感想です。

三番目に、自助グループを「癒しの場」「魂の救済所」と考える人たちもいます。「自助グループは安心の場」「心の清涼剤」「心を落ちつかせてくれる居場所」なのです。

四番目に、自助グループを人間としての成長の場と見なしている人もいました。「仲間の話を聞いて謙虚さを学べるところ」「人間育成道場」「人間関係のトレーニング場」「内省を促進させるところ」「人間回復の場」というのです。

五番目に、自助グループが、心情吐露の貴重な場になっているのも再確認できました。「本音を言える場」「自分が真実でいられる場所」「自己肯定ができるところ」「何でも正直に話せる所」として、自助グループが位置づけられていました。

その他に、自助グループへの参加が、本人にとってどういう意味を持つのかも、書き添えられていたのです。「日々のワクチン」「永遠のワクチン」「回復へのクスリ」「処方箋」「予防自覚薬」「自分の身体の一部」など、自助グループに感謝している胸中が見事に語られています。「ギャンブル症になってよかった」と思うのは、そんな感謝の心から生じていたのです。

多くの精神科医が見向きもせずにいるギャンブル症の治療を、私が細々と三十五年以上にわたって続けられたのは、回復していく患者さんを何百人も見てきたからです。雀以下でミミズ以下の人間が、見事に人としての徳目を備えた人に変わっていくのを目にするのは、他の精神科疾患では到底得られない喜びでした。

確かに、同じ精神科の病気でも、劇的な回復例はあります。打ちひしがれていたうつ病の患者さんも、治療でにこやかに笑うようになります。幻聴と妄想で、心ここにあらずといった態の統合失調症の患者さんでも、治療で穏やかな人に豹変してくれます。それはそれで喜びです。しかし、あの腐れ人間が、と思っていた患者さんが、裏返しの徳目豊かな人になっているのを目にすると、何倍も嬉しいのです。

そういえば、もう病状も落ち着き、二十年も職業生活を送っている統合失調症の患者さんが、ギャンブル症に関する私の本を読んで、こう述懐してくれたことがあります。

「あれはひどいです。ぼくたちの病気よりひどかです。あれはもう人間じゃなかです」

本の中には症例がこれでもか、これでもかというように列挙されているので、その実態にあきれ返ったのでしょう。

そんな「人間じゃない人」が立派な人になるのですから、治療者にしてみれば「いいものを見せてもらっている」と思うのです。ギャンブル症の治療に従事していなければ、こんな喜びと感激は味わえなかったと、しみじみ思うのです。

同様に、精神科医があまり手をつけたがらないアルコール依存症や薬物依存の治療に従事している先生方も、似たような体験をしているようです。治療には時間がかかり、難渋と紆余曲折がつきものであっても、報われる喜びは何にも替えられません。

そんな患者さんの中で、最も心に残るのは助さん（このアノニマス・ネームも仮名です）です。もはや助さんの本名は、忘れてしまって出てきません。

最初に出会ったのは、私が勤めていた八幡厚生病院の外来でした。母親と姉に、まるで警察に連行されるようにして、新患として受診しました。話を詳しく聞いていると、ギャンブル症、それも重症です。当時はギャンブル症を病的賭博と言っていたので、「これはもう純然たる病的賭博です」と明言しました。

そう言われても反応はありません。どこか死んだ魚の目のような、ドロンとした目つきをし、四十がらみなのに、働き盛りといった覇気も感じられません。目の前に坐っているのは、地味でヨレヨレの服を着て、髪も伸びて、浮浪者一歩手前といった風体(ふうてい)の中年男性です。妻子もあるのに、父親らしさなんか微塵もありません。

母親は何か化け物を見るような顔で息子を見、姉は姉で軽蔑した表情で弟を眺めています。取引先からこっそり借金を重ね、自営業をしている店のお金にも手をつけています。先祖代々の店の社長を姉が務めているのも、この弟が全く頼りないからだろうと思われます。妻が同行していないのは、憔悴しきって動けないのか、あるいは離婚寸前なのかもしれない、と私は思いました。

取引先から「弟さんが金を借りに来た」といくつも電話がかかってくるので、姉もおかしいと思い、母親も人相が変わってしまったのがおかしいと感じて、二人で本人を問い詰めたところ、パチンコ・パチスロ通いが判明したのです。嫁に訊くと、土日はほとんど家におらず、週日の帰りも遅いうえに、嫁の宝石類もなくなっていました。このままでは他人様のものを盗むようになると恐くなり、母親と姉は、本人を逮捕する警官になったつもりで、外来に引っ張ってきたのでした。

助さんもこうなると、病気かもしれんなと、半ば認めていたようです。外来治療でもいいし、入院もいいと私が言うと、俄然乗り気になったのは母親でした。しかし助さんは「ちょっと二、三日待って下さい。考える余裕が欲しいし、得意先との交渉もありますし」と尻込みします。

「得意先なんか、わたしがちゃんと、弟はこうやって入院になりました。本当に迷惑かけましたと謝っとく。心配せんでいい」

と姉さんは言います。

「今更二、三日考えても、同じでしょ。ここで入院を決めなさい」

母親も迫りました。

アルコール依存症にしてもギャンブル症にしても、入院か外来治療かは患者さん自身が決める事柄です。患者さんがいわば主治医であり、私たち医療従事者はあくまで伴走者です。

「じゃ、二、三日後、入院であれば準備をして来て下さい」

私が答えると、母親と姉は、せっかく二人して首根っこを摑まえて連れてきたからでしょう、「本当に大丈夫でしょうか」と心配げでした。

助さんが果たして再診してくれるかどうか、私は半々だと思っていました。ところが助さんは三日後に、入院の準備をして母親と一緒にやって来たのです。「よう来ましたね、来ないと思っていました」が私の第一声でした。

どうやら助さんは、この二日間というものパチンコ三昧だったようです。入院したら、もうパチンコができないので、悔いが残らないように打ったそうです。取引先との用事があるというのは、真っ赤な嘘でした。

入院したのは三十四床のアルコール依存症の治療病棟でした。助さんがギャンブル症での入院第一号になったのです。私自身も外来で数人のギャンブル症の患者さんを診ているだけでした。

自助グループも、福岡県にたった二ヵ所、福岡市と小倉にひとつずつあるのみでした。とはいえ、私はアルコール病棟の患者さんを調べて、ギャンブル症の合併が一割五分もあると分かっていたので、この病気の重大性は充分理解していました。

助さんには、ギャンブル症もアルコール依存症も根っこは同じだからと説明して、院内のアルコール依存症のミーティングや、院外のアルコール依存症の自助グループに参加を勧めました。そのうち助さんは、小倉のギャンブル症のミーティングにも通い出して、やがて「アルコールもギャンブルも同じですね」と言うようになりました。アルコール依存症の患者さんからは、「心を開かんといかんよ」と助言されたようです。病棟の看護師や作業療法士から私は、「ギャンブルの患者さんには、どう接したらいいのでしょうか」とよく質問されました。私の返事はいつも、「アルコールの患者さんと同じく、放っときなさい」でした。

三ヵ月が過ぎようとした頃、助さんが「あとひと月入院させて下さい」と言ってきたので、「どうぞ、どうぞ。退院後は自助グループを作るといいですよ」と答えました。これには助さんもびっくりした顔になりました。まさか自分が自助グループを立ち上げるなど、思いもよらなかったのでしょう。

入院四ヵ月でいよいよ退院になるとき、助さんは自助グループ創設については、ひと言も口にしませんでした。しかし退院後は、毎日のようにアルコール病棟の中庭にやって来て、スタッフや他の患者さんと話し込んでいました。外来にギャンブル症の新患があったと知ると、本人や家族に自ら声をかけます。私が依頼しなくても、同病者によるピア・カウンセラーの役目を自ら買って出ていたのです。

私から入院を勧められて、まだ迷っている患者さんには、自分の体験談を聞かせて、「入院もいいよ」と後押しもしてくれました。

そのうち、アルコール病棟へのギャンブル症者の入院もひとり二人と増えていきました。助さんはスタッフの許可を得て、入院している患者さんを院外の自助グループに連れ出すようになります。スタッフもそのボランティア精神に感謝していました。

退院して一年くらい経ったとき、本当に自宅のある地域で自助グループを立ち上げました。病院の近くでもあり、入院中のギャンブル症やアルコール依存症の患者さんを、そこに参加させるのにも好都合でした。

さらにまた一年が経過した頃、またもうひとつ自助グループを創設して、今度はそこにギャンブル症やアルコール依存症のみならず、薬物依存や買物依存の患者さんも受け入れるようにしたのです。

福岡県内の自助グループの数が増え出したのは、この頃からです。そして、入院していたギャンブル症の患者さんが郷里の宮崎に帰ると、そこに自助グループを作るのを手伝いに行くという助さんの姿勢に、一生を自助グループに捧げる覚悟を、私は感じました。

自営業の店は、もう姉と母親に任せ、自分は別の自由に出勤日を決められるパートタイムの仕事を見つけ、午前中か午後の半日だけ働いていました。こうして助さんの病棟通いは欠かさず続いたのです。

各地の自助グループで周年行事が開催されると、患者さんを車に乗せて、高知や鹿児島までも足を延ばします。私は感心するばかりでした。

助さんがギャンブルをやめて十年くらいたった頃、「今日からアノニマス・ネームを助さんから格さん（これも仮名）に変えます」と知らされました。十年が経過したのを節目にしての改名披露に違いありません。

自助グループの古株は、ややもすると大物ぶりを発揮して、世話をやき過ぎて支配しがちになりやすいのです。説教しがちにもなります。自助グループの他のメンバーからそんな格さんの一面を、ちらちら聞くこともありました。そうした自分の癖を、格さんも自覚していて、「自助グループに初心者が来ると、自分も入院したての頃を思い出して、よい勉強になります」と言っていました。

「十年ギャンブルをやめていようが、油断できないのは、一年目と全く同じです」

「明日にでもギャンブルをしてしまう危うさは、今でもあります」

「ギャンブルをやめられているのは、たまたまです。自助グループ通いをやめたら、またギャンブル再開です。自分でもその恐さは分かっています」

格さんの言葉を聞いて、ギャンブルをやめて何年経とうが、薄氷を踏む思いでいるのだなと、私も教えられました。

格さんの関与する自助グループには、窃盗癖や盗撮、性依存の患者さんも通うようになり、この格さんの炯眼にも感心するばかりです。二十一世紀の精神医学の主流は、統合失調症やうつ病、認知症、ＡＤＨＤやＡＳＤなどの神経発達症から、嗜癖疾患に移行していく、というのが私の持論だからです。

格さんは、時々各自助グループのメンバーから頼まれて、色紙を私のところに持ってきます。みんなギャンブルをやめて、例えばちょうど一年や二年、三年、あるいは十年になる人ばかりです。二〇二四年一月二十二日に、「断ギャンブル」が八年になる人には、次のように毛筆で書きました。

△△△グループ

ルビーさん

断ギャンブル八年おめでとうございます。

(二〇二四年一月二十二日)

帚木蓬生

たったそれだけの文面ですが、私のペンネームの下に判子も捺します。八年の箇所には朱筆で、五重丸と三重丸をつけます。これが断ギャンブル十八年であれば、上と左右に五重丸が三つ、下に三重丸がひとつつくのです。最近では断ギャンブル二十一年という人がいて、上下左右に五重丸が四つ、最後に全体を大きい丸で囲む仰々しいものになりました。

格さんへの色紙依頼は県外からもあり、高知グループであったり、丸亀グループであったりします。どうやらこれらの色紙や送料は、格さんの自腹のようです。

こんな色紙でも、「断ギャンブル」のお役に立つのであれば、苦にもなりません。「断ギャンブル四年」と書きながら、この「四年」には、患者さんの努力と苦労が詰まり、また家族もひと息ついている姿が二重写しになるのです。

こうして、思いやり、寛容、正直、謙虚の徳目を身につけて、変わっていく姿を見ていると、あの箸にも棒にもかからなかった患者さんが、よくぞここまでなってくれたと、診療室を出て行く後ろ姿に、手を合わせたくなるのです。

全国に存在するギャンブラーズ・アノニマスの一割強が福岡県にあるのも、助さん・格さんの尽力が大いに寄与しています。

【参考文献】

「病的賭博」森山成林（「九州神経精神医学」38巻2号／一九九二年）
「アルコール依存症に合併した病的賭博」森山成林ほか（「精神医学」36巻8号／一九九四年）
「病的賭博における離脱・解離症状および気分障害」森山成林（「アルコール依存とアディクション」13巻2号／一九九六年）
「ギャンブルの病理」森山成林（「臨床精神医学」30巻7号／二〇〇一年）
『ギャンブル依存とたたかう』帚木蓬生（新潮選書／二〇〇四年）
「外来クリニックでのギャンブル嗜癖の治療」森山成林（「精神療法」33巻6号／二〇〇七年）
「ギャンブル依存外来」森山成林（「精神科治療学」23巻9号／二〇〇八年）
「病的賭博者100人の臨床的実態」森山成林（「精神医学」50巻9号／二〇〇八年）
「ヒト社会のギャンブリング行動」森山成林（「臨床精神医学」38巻1号／二〇〇九年）
「どんな人間も環境次第でギャンブル依存症という病気にかかる」帚木蓬生（『日本の論点』文藝春秋／二〇一一年）
『やめられない　ギャンブル地獄からの生還』帚木蓬生（集英社／二〇一〇年）
「ギャンブル地獄の実態と治療」帚木蓬生（『依存学ことはじめ　はまる人生、はまりすぎない人生、人生の楽しみ方』船橋新太郎編：晃洋書房／二〇一一年）
「病的ギャンブリング」森山成林（『依存症・衝動制御障害の治療（専門医のための精神科臨床リュミエール26）』福居顯二編：中山書店／二〇一一年）
「病的ギャンブリングの今日的課題」森山成林（「臨床精神医学」42巻9号／二〇一三年）

『ギャンブル依存国家・日本　パチンコからはじまる精神疾患』帚木蓬生（光文社新書／二〇一四年）
「カジノ合法化は何をもたらすか　ギャンブル依存四〇〇万人の実態」帚木蓬生（「世界」８５８号／二〇一四年）
「Gamblers Anonymous（ＧＡ）の参加者１２５人の臨床的実態」森山成林（「精神科治療学」29巻11号／二〇一四年）
「ギャンブル障害の臨床」森山成林（『メンタルクリニックが切拓く新しい臨床　外来精神科診療の多様な実践（外来精神科診療シリーズ）』原田誠一編：中山書店／二〇一五年）
「ギャンブル障害　医学的見地からの分析」帚木蓬生（「現代消費者法」27号／二〇一五年）
「心に残る症例　一心さんの改心」森山成林（『不安障害、ストレス関連障害、身体表現性障害、嗜癖症、パーソナリティ障害（外来精神科診療シリーズ）』森山成林編：中山書店／二〇一六年）
「ギャンブル障害は『自己責任』ではなく、『国家責任』」森山成林（『不安障害、ストレス関連障害、身体表現性障害、嗜癖症、パーソナリティ障害（外来精神科診療シリーズ）』森山成林編：中山書店／二〇一六年）
「ギャンブル障害の倫理的・法的・社会的問題と治療」森山成林（「Brain&Nerve」68巻10号／二〇一六年）
「町医者としてギャンブル依存症とたたかう」帚木蓬生（「月刊保団連」No.1247／二〇一七年）
「ギャンブル症者１００人の臨床的実態（続報）」森山成林（「臨床精神医学」45巻４号／二〇一六年）

「カジノ解禁の愚とパチンコ・パチスロの害」帚木蓬生（「消費者法ニュース」１１１号／二〇一七年）
「カジノ解禁の愚と精神医学会の沈黙」森山成林（『精神医療からみたわが国の特徴と問題点（外来精神科診療シリーズ）』原田誠一編：中山書店／二〇一七年）
「原田誠一、森山成林往復書簡（ギャンブル障害について）」森山成林・原田誠一（『診断の技と工夫（外来精神科診療シリーズ）』原田誠一編：中山書店／二〇一七年）
「カジノ解禁の愚とその行方」帚木蓬生（「心と社会」No.168／二〇一七年）
「カジノ解禁の愚と精神医学界の沈黙」森山成林（「精神科」33巻6号／二〇一八年）
「ギャンブル依存」森山成林（「精神科」35巻特別増刊号／二〇一九年）
『やめられない　ギャンブル地獄からの生還』帚木蓬生（集英社文庫／二〇一九年）
「ギャンブル症追求33年」森山成林（「九州神経精神医学」67巻1号／二〇二一年）
「ギャンブル依存症の概念」森山成林（「精神科」41巻2号／二〇二二年）
「源氏物語におけるゲームとギャンブル」森山成林（「臨牀と研究」１０１巻6号／二〇二四年）
『源氏物語のこころ』帚木蓬生（朝日選書／二〇二四年）

帚木蓬生　1947(昭和22)年福岡県生まれ。作家、精神科医。東京大学仏文科、九州大学医学部卒。『閉鎖病棟』『逃亡』『水神』『蠅の帝国』『蛍の航跡』『守教』『沙林』など著書多数。

Ⓢ新潮新書

1074

ギャンブル脳（のう）

著　者　帚木蓬生（ははきぎほうせい）

2025年1月20日　発行

発行者　佐　藤　隆　信

発行所　株式会社 新潮社

〒162-8711　東京都新宿区矢来町71番地
編集部(03)3266-5430　読者係(03)3266-5111
https://www.shinchosha.co.jp
装幀　新潮社装幀室

印刷所　錦明印刷株式会社

製本所　錦明印刷株式会社

ISBN978-4-10-611074-0　C0247

価格はカバーに表示してあります。

Ⓢ新潮新書

1024
メンタル脳
アンデシュ・ハンセン
マッツ・ヴェンブラード
久山葉子訳

現代人のメンタルは「史上最悪」――中でも若年層の問題は世界的に深刻だ。脳科学による処方箋がベストセラーとなった『ストレス脳』からあらゆる世代に向けて生まれた〈心の取説〉。

1031
1日10分の哲学
大嶋　仁

デカルト、スピノザ、ヘーゲルから、聖徳太子やカズオ・イシグロまで。日常生活に溢れる哲学のエッセンスを読み解く。人生の悩みに効く、やさしい哲学書。

1034
教養としてのイギリス貴族入門
君塚直隆

幾度もの危機に瀕してなお大英帝国を支え続ける貴族たちのたくましさは、どこから生まれたのか。千年を超えて受け継がれるノブレス・オブリージュの本質に迫る。

1037
苦しくて切ないすべての人たちへ
南　直　哉

生きているだけで、大仕事――。恐山の禅僧が説く、心の重荷を軽くする後ろ向き人生訓。死者を求めて霊場を訪れる人々、よい宗教とわるい宗教など、「生老病死」に本音で寄り添う。

880
生き抜くヒント
五木寛之

老いと病いを道連れに、こんな時代をどう生きればいいのか。ユーモアとペーソスの陰に処世の知恵がキラリと光る。『週刊新潮』人気連載から厳選、35の「生き抜くヒント」!